KARATÉ MORTEL

Plus de concurrence

Self défense pour toute la famille
Par Maître Leonardo Gudiño

攻人為下

攻城為次

攻心為上

Karaté militaire authentique
ET
Auto défense

Illustrations: Shifu Leonardo Gudiño (TobiSpartan)

Droits réservés conformément à la loi.

Origine du Mexique.

Quántóu Yata no Karasu
(Traduit par le poing du corbeau à huit plumes)

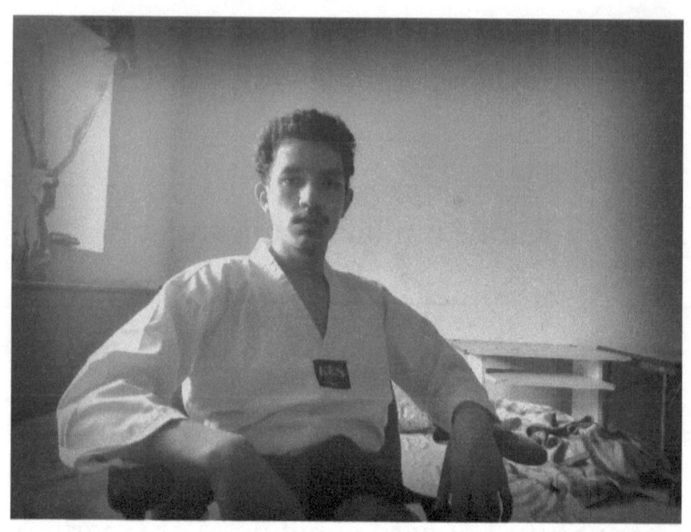

Shifu Leonardo Gudiño est un artiste martial, philosophe et dessinateur; praticien du style Wing Chun, et fondateur de son style de Huáng Lóng Kung Fu qui contient trois styles principaux: le style Raven de "MORTAL KARATE" le style Tigre de "TIGER BOXING" et le style Dragon de "EL DRAGON HUANGLONG KUNG FU »qui cherche à montrer de vraies techniques de défense rapide, avec une philosophie, une idéologie et une approche, ainsi que donner au guerrier la liberté de continuer à ajouter des compétences ou des techniques à son répertoire.

Avant-propos:

Où exactement le Karaté est né et qui l'a inventé, ce sont des données qui se perdent dans la nuit des temps; on sait seulement avec précision qu'il s'agit d'un art martial, né du besoin de se défendre, en utilisant comme seules armes, les armes naturelles dont nous a été doté par mère nature; les bras et les jambes, qui, grâce à des formes spéciales d'entraînement, deviennent des éléments de combat uniques, pour attaquer les points vulnérables de l'être humain.

Karaté signifie dans sa traduction littérale, «main vide»; a eu son berceau en Asie, où la technique traditionnelle de patience et d'observation, a fait de quelque chose d'inexistant une véritable science de l'art de la légitime défense; Une telle science était l'héritage secret des clans familiaux qui transmettaient jalousement de génération en génération leurs connaissances extraordinaires. Par conséquent, le karaté, bien que le même au fond, a des projections différentes selon l'endroit où il est appris.

Pour le présenter à mes lecteurs, dans ce modeste traité, j'ai compilé les phases les plus assimilables de ce sport, où la sagacité, l'intelligence et la ruse, plutôt que la force brute, sont des facteurs déterminants. Je considère et recommande le Karaté comme le sport idéal pour la jeunesse d'aujourd'hui, car l'une de ses performances sportives saines est de fournir à ses pratiquants un corps fort et agile, résistant à toutes sortes de fatigue et d'efforts, créant un esprit sain et tenace. , en plus d'un vigoureux esprit d'amélioration.

La camaraderie et le courage. Il stimule la chevalerie, permettant une saine évacuation des inclinations guerrières innées des jeunes; Seules l'étonnante diligence, l'énergie, la persévérance et l'intelligence des Orientaux pourraient s'unir pour offrir au monde les fruits de ce sport merveilleux et de ce système exceptionnel de défense personnelle.

Dans ce traité, je présente un type de Karaté, fonctionnel, car il élimine ces ensembles difficiles à assimiler ou dangereux, en les adaptant aux moyens d'entraînement modernes, qui s'écartent quelque peu des canons du pur classisme, mais qui dans leurs résultats finaux facilitent leur enseignement. et de la formation.

Je souhaite et j'espère que ce traité sera utile à mes lecteurs et qu'ils saisiront le beau message d'effort, de discipline, de développement personnel et de chevalerie, qui est implicite dans l'apprentissage de ce beau sport.

Maître Leonardo Gudiño

Un esprit sain dans un corps sain

Fleur de jeunesse; Préparation physique.

Avant d'apprendre à lire et à écrire, il faut épeler, connaître l'alphabet, en commençant par la lettre A et ainsi de suite jusqu'à ce que vous sachiez lire. C'est précisément ce que nous ferons avec le lecteur: nous le prendrons par la main, en lui apprenant petit à petit, pas à pas, mais sans pause, afin de faire de lui un expert en karaté et en self-défense. Nous allons commencer par le préparer physiquement.

Pour ce faire, le demandeur doit demander l'approbation d'un médecin, par le biais d'un examen approfondi; Une fois cette exigence essentielle couverte, nous entrerons dans le vif du sujet.

Ce qui précède dans le seul but de faire connaître au praticien son corps et s'il présente des limitations génétiques ou fonctionnelles.

Après avoir appris à connaître votre corps physiquement, vous devez adapter les exercices à votre portée, par exemple, si vous ne pouvez pas sauter, faire du cardio, etc.

Dans certains cas comme l'asthme, ou des blessures, il est recommandé de lire "La Salud del Dragon" du même auteur.

Le sport que nous essayons maintenant de connaître, cent pour cent viril, nécessite, outre des performances musculaires maximales, une solide résistance à l'effort considérable qu'exige l'entraînement nécessaire à son apprentissage; nous allons donc commencer à le durcir en le soumettant à une discipline sportive rigide.

Ce qui précède à propos de "viril" est d'indiquer que dans ce cas, comme ce n'est pas à des fins sportives mais réellement défendant, il est destiné à avoir de préférence un caractère et un désir de gagner en force et en endurance, par conséquent, les femmes ne devraient avoir aucun obstacle pour des raisons esthétique, poids, goût ou émotionnel.

Quiconque veut de la force trouvera les exercices pratiques et corrects pour un corps de fer; quel que soit le sexe, l'âge ou la condition physique (cette dernière sachant vous correspondre).

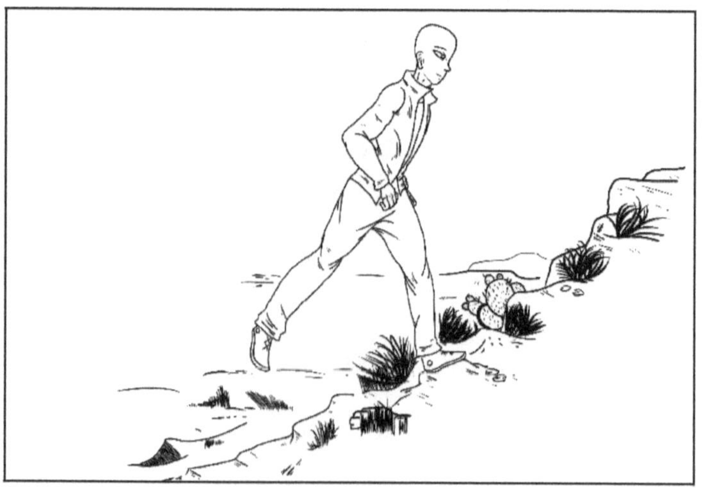

Comme première partie de cet entraînement, il y a la course de fond, de préférence dans un endroit plein d'arbres; Cette pratique doit être effectuée tous les jours, en essayant de parcourir un minimum de deux kilomètres, en augmentant la distance car votre corps soutient sans effort la route. La voie indiquée pour courir doit être lente et régulière au début, sans précipitation, en respirant largement par le nez, naturellement, avec la bouche fermée, sans forcer; Après les cinq cents premiers mètres de jogging léger, faites un parcours rapide, d'une centaine de mètres plus ou moins, puis retombez dans la course lente et rythmée, afin de normaliser la respiration; lorsqu'il aura récupéré et après avoir parcouru encore cinq cents mètres, il répétera un nouveau "sprint" (course courte et rapide) d'une centaine de mètres supplémentaires, retomber au trot léger et ainsi de suite jusqu'à ce que le quota de plus ou moins deux kilomètres soit atteint. Lorsque vous faites cette pratique, en particulier les premiers jours, vous ne devez pas vous exercer, car le résultat peut être contre-productif; essayez de trouver l'idéal sans forcer inutile, préparant ainsi les poumons pour les entraînements ultérieurs; Pendant la course, surveillez attentivement votre respiration, restez au chaud dans un sweat-shirt épais et fermé.

Après la course précédente, nous passerons à la réalisation d'une série d'exercices callisthéniques illustrés dans les pages suivantes.

Chacun de ces exercices doit être fait en moyenne de quinze à vingt fois par session. Ma recommandation est de faire le nombre d'exercices que chaque lecteur se sent bien, en fonction de sa conformation musculaire, car trop d'exercices, au lieu d'être bénéfiques, sont nocifs, car ils resserrent trop les muscles, ce qui est négatif dans tout sport, car Un homme aux muscles forts est lent à bouger, ce qui n'est pas une situation avantageuse, car ce dont nous avons besoin, c'est de vitesse et d'agilité si nous voulons nous démarquer en tant que Katatistes.

À ce stade, avec l'entraînement sportif formel, le lecteur remarquera que son appétit s'améliore considérablement, devant prendre soin de son alimentation à base de légumes abondants, d'œufs, de viande et de poisson, en évitant autant que possible l'ingestion d'acides gras, de farines et en général. , les aliments riches en acides et en calories; le sommeil sera plus lourd et plus reposant, essayez donc de dormir plus; une moyenne de 8 à 9 heures est conseillée, ou des siestes de 6 heures l'après-midi et la nuit, pour remplacer l'usure causée par l'entraînement.

À propos des informations d'alimentation plus correctes; le livre "La santé du dragon" est recommandé.

Maintenant, nous allons commencer par l'exercice d'échauffement marqué de la lettre A. Il consiste à: de la position debout au garde-à-vous, en sautant en ouvrant la boussole et en appliquant en même temps les paumes des mains au-dessus de la tête, en revenant au Restez au garde-à-vous avec un autre bond, puis vos bras s'abaissent avec force jusqu'à leur position naturelle, frappant fermement vos cuisses avec la paume de vos mains.

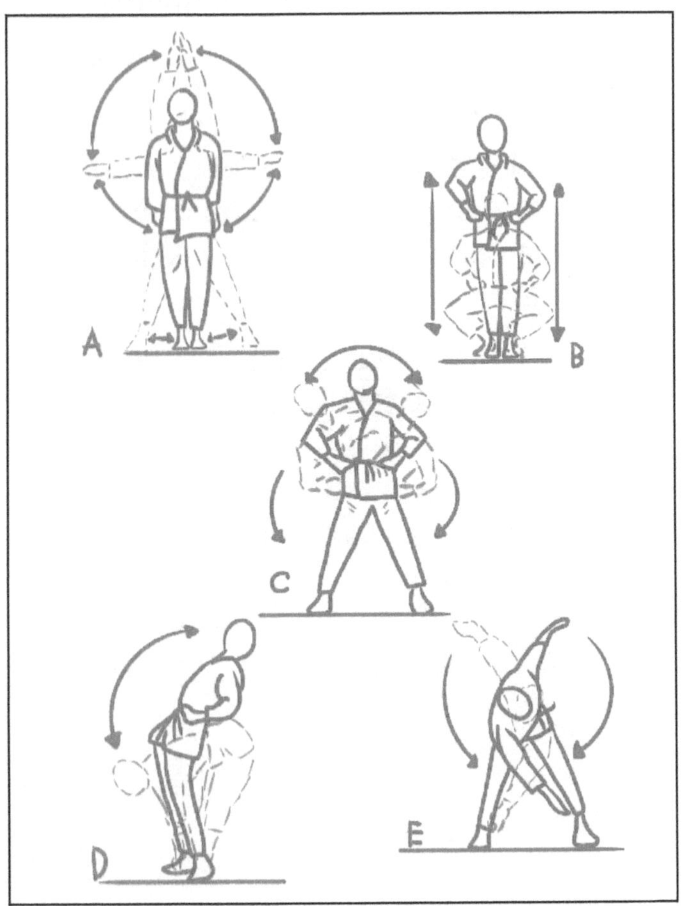

L'exercice marqué de la lettre B est connu de tous sous le nom de «squats»; Nous ferons cela en sautant sur nos pieds, plus tard debout sur le bout des pieds, en sautant pour raidir les mollets; à partir de là, nous descendrons avec beaucoup de fibres et nous rejoindrons à nouveau avec un saut.

Cet exercice est fortement recommandé pour faire ressortir vos jambes. Exécutez-le environ vingt fois par session minimum.

L'exercice C traite des mouvements de rotation de la taille.

En plus d'être un excellent moyen d'éviter les soi-disant «pneus», il donne une grande élasticité et un ressort à la taille; vous devez faire vingt mouvements par côté.

Celui marqué de la lettre D, fait référence aux exercices de flexion de la taille, il est très bon d'obtenir du ressort: jetez votre corps en arrière, en forçant votre tête autant que possible et de là touchez le sol avec les paumes de vos mains, en gardant jambes raides; regardez le dessin du ressort avec les mouvements. Exécutez-le également vingt fois par session.

Nous allons maintenant traiter l'exercice de la lettre E, expliqué assez clairement dans le graphique. C'est un autre exercice pour donner de l'aisance à l'aspirant, pour avoir du ressort. Renforcez la main qui est au-dessus, de sorte que lorsque vous l'abaissez, vous pouvez le faire facilement; cet exercice est fortement recommandé pour réduire le tour de taille. Comme les précédents, faites-le vingt fois par session.

L'exercice marqué de la lettre F sur la page est un peu difficile pour les débutants, bien que d'une grande valeur, car il offre une élasticité extraordinaire. Faites ce mouvement seulement dix fois, en pratiquant très soigneusement pendant les premières séances. N'exagérez pas la note, demandez de l'aide les premières fois que vous la pratiquez.

Le marquage avec la lettre G est explicite. C'est un exercice qui tend à donner au cou légèreté, facilité et rapidité: faites vingt tours vers la droite, et pour vous débarrasser des vertiges, faites-en autant vers la gauche, puis de l'arrière vers l'avant, en collant la barbe sur la poitrine. À la fin de la série, desserrez le cou avec de légers mouvements des deux côtés.

L'exercice indiqué par la lettre H est un peu rugueux, il ne sera donc pas pratiqué plus de dix fois.

C'est celui indiqué pour durcir le cou, et le tourner, par force, égal à celui d'un taureau. Le graphique indique clairement le modèle exact à suivre.

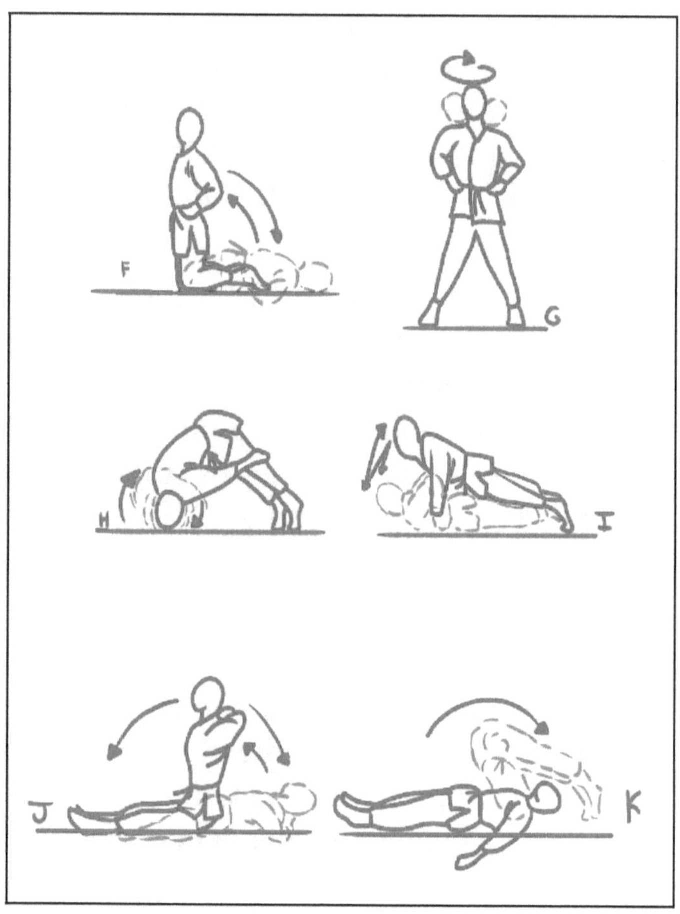

L'exercice de la lettre I, communément appelé "Push-ups", doit être fait vingt fois; Les premiers jours, nous en ferons dix, mais après la première semaine de travail, nous augmenterons le montant jusqu'à atteindre le quota indiqué.

Essayez de faire cet exercice en vous appuyant sur le bout des doigts des mains, afin de les durcir; jetez votre tête aussi loin que possible en arrière, en essayant de toucher le sol avec le bout de votre barbe; C'est un exercice fabuleux que nous ne devrions sans raison cesser de pratiquer quotidiennement, car il est essentiel pour transformer un homme d'un faible.

Nous allons maintenant passer à un exercice très intense, indispensable pour durcir l'une des parties molles du corps, c'est-à-dire l'estomac; Il est nécessaire de le pratiquer au moins vingt fois par jour, en le faisant avec beaucoup d'enthousiasme et de fibre, en touchant les jambes avec le front, de sorte qu'elles soient fermement assises sur le sol, sans plier le genou d'un millimètre.

Pour terminer cette série d'exercices, nous allons faire vingt mouvements égaux à celui marqué de la lettre K, qui sert de repos au précédent et le complète; donne beaucoup de force aux parties molles, fournissant également une forme athlétique à l'aspirant, étant également fortement recommandé pour réaliser le ressort. (J'explique cela en détail dans le chapitre respectif.) Je recommande à mes lecteurs d'écrire leurs mesures à l'avance, de prendre une photo de leur corps avant de commencer ce cours, afin de comparer les deux trois mois plus tard.

Vous remarquerez immédiatement que votre corps a tendance à devenir celui d'un athlète parfait, que vos muscles ont augmenté en ténacité et en force, de sorte que l'aspirant sera prêt à entrer dans l'entraînement brutal du sport, sans crainte de se blesser, Eh bien, dans son état actuel, il supportera parfaitement, sans aucun tracas, les escarmouches de Karaté, aussi rudes soient-elles.

Avec toute l'intention j'ai laissé pour la dernière une pratique très simple, mais de grande valeur, qui semble illustrée dans le graphique précédent. Comme on peut le voir, il consiste à marcher rapidement sur une traverse en bois placée à une certaine hauteur, en le faisant d'avant en arrière et vice versa, très rapidement, debout sur un pied et avec l'autre exécutant des coups de pied imaginaires vers l'avant, sur les côtés et à l'arrière. . Cet exercice donne beaucoup d'agilité, d'équilibre, de force et de sécurité aux jambes, c'est l'exercice le plus recommandé qui puisse exister pour une bonne préparation physique.

La barre transversale mesurera environ quatre mètres de long, au cas où elle ne pourrait pas être atteinte, remplacez-la intelligemment par une clôture ou quelque chose de similaire, ce qui vous permettra d'atteindre les merveilleuses performances dérivées de votre entraînement avec votre pratique.

Pour finir votre séance de gym, faites le tour de la pièce où vous faites vos entraînements, sautez avec une jambe, l'autre portera, alternez la jambe lorsque vous êtes fatigué.

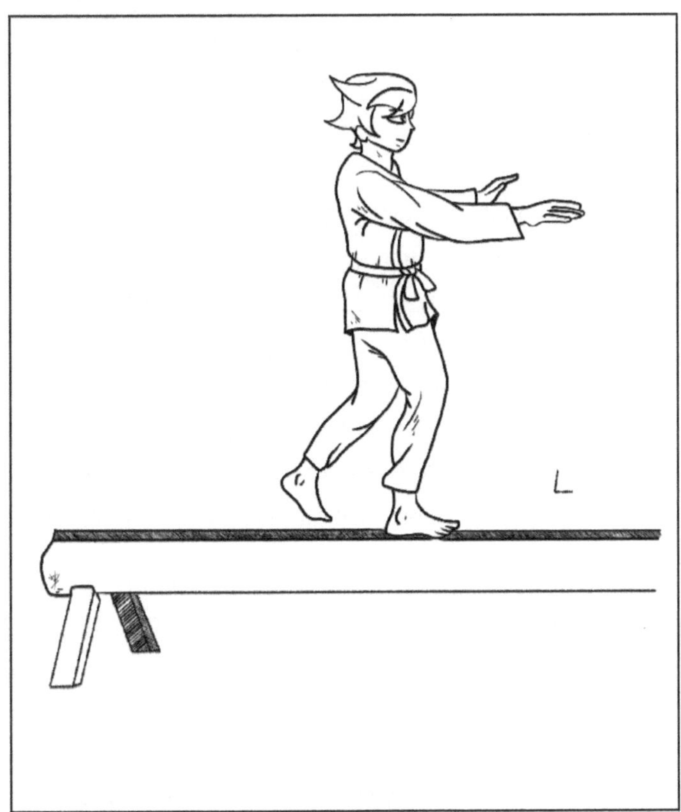

Avec ce qui précède, nous conclurons ce chapitre, qui est le plus important de tous, car, sans son assimilation adéquate, il n'est pas conseillé de passer à autre chose. La préparation physique préalable doit être très intense les deux ou trois premiers mois, puis elle durera toute la vie du candidat, adaptée au type exact de routine sportive qu'il souhaite effectuer, mais j'insiste, elle ne doit jamais être abandonnée.

Eh bien, en prenant pour acquis que le demandeur a déjà travaillé trois mois sur sa préparation physique, nous pouvons entrer dans l'affaire.

Je présente à mes lecteurs ce traité moderne sur le karaté et l'autodéfense, dans lequel j'ai compilé tous ces ensembles, astuces et coups, qui à mon avis sont plus assimilables pour l'idiosyncrasie et le tempérament latins. Les formes de formation que je conseille sont en dehors du mysticisme oriental traditionnel, mais au profit de l'aspirant, qui, avec la théorie de ce livre, reçoit une connaissance extraordinaire de l'autodéfense. Ce sont des coups merveilleux, pratiquement inconnus, dans lesquels, comme seules armes, des parties du corps sont utilisées.

Le plus important est qu'ils deviendront insensiblement un sport magnifique, qui leur procurera, outre un corps fort et des muscles résistants, une grande confiance en eux; Mais je dois rappeler à mes aimables lecteurs que dans le sport, vous n'obtenez de succès que si vous pratiquez sans relâche, en vous corrigeant toujours, en recherchant de meilleures techniques, en corrigeant les erreurs et en visant l'amélioration physique et mentale.

Notre sport, s'il est vrai qu'il nous donne un grand avantage sur les profanes dans cette connaissance, il faut aussi reconnaître qu'il ne nous donne pas une lettre claire d'invulnérabilité, car il y a des gens avec lesquels nous pouvons croiser, qui, sans aucune éducation sportive, Ils sont capables de vaincre n'importe qui, soit à cause de leur force innée, soit de leur combativité. Ainsi, du fait de lire ou de pratiquer bien ou mal ce qui est écrit dans ces pages, ils ne croient pas qu'ils sont invincibles, au contraire, il ne faut jamais sous-estimer le contraire avant de le savoir, encore moins si on a parfaitement bien assimilé tout ici essayé, en plus d'avoir de nombreuses années d'avantage à perdre beaucoup de sueur à l'entraînement.

Notre sport est un sport de discipline patient à long terme; Si nous commençons aujourd'hui, gardons à l'esprit que pour pouvoir affirmer que nous le savons à moitié, il faudra l'avoir pratiqué sans relâche depuis de nombreuses années, pour que le lecteur pense qu'en acquérant ce livre, il achète une peine à vie de loisirs sains et d'amélioration sportive.

Préparation mentale

Ce traité contient des traits extrêmement grossiers, dont les résultats peuvent être désastreux, par conséquent, avant d'entrer pleinement dans leur apprentissage, je prie mes lecteurs de réfléchir au besoin, en se préparant mentalement à recevoir des connaissances extraordinaires dans leurs performances sportives, qui serviront d'arme pour la défense personnelle, mais qui par sa propre grossièreté, équivaut à apporter quelque chose de plus puissant qu'une arme à feu avec une cartouche coupée, recommandant que l'irresponsabilité, la nervosité ou le manque de qualité morale transforment un beau sport en un danger pour eux-mêmes ou pour leurs pairs.

La connaissance du karaté et de l'autodéfense que vous trouverez ici, doit être considérée comme un sport sain, bien sûr pour les gens forts, car elle contient les équivalences de la boxe et du Jiujitzu, sports qui permettent une sortie décente des inclinations belliqueuses naturelles des jeunes et que en même temps, ils durcissent leurs muscles, les préparant convenablement à sortir gracieusement de toute contingence où il est essentiel de se défendre.

Par conséquent, mes lecteurs doivent imprégner leur esprit et leur esprit de noblesse, de décence et de chevalerie, pour faire de ce sport un moyen d'amélioration physique et de dureté morale.

Dans la pratique et lors des escarmouches
nécessaires tendant à fouiller dans les secrets de
ce traité, un partenaire est nécessaire, car sinon
ce n'est pas réalisable à 100%; C'est dans ce cas
qu'il faut s'immerger dans la chevalerie et
l'abnégation sportive, en cherchant des pratiques
saines sans blesser le partenaire, en se rappelant
le blason olympique qu'en sport, l'essentiel n'est
pas de gagner, mais de concourir et, dans notre
cas, d'apprendre en chaque pratique, nos
victoires et nos défaites.

Le deuxième aspect à prendre en compte, d'une
importance capitale, est la sérénité, car un joueur
de karaté doit être un homme serein, calme, qui
ne laisse aucune émotion se manifester sur son
visage; son contrôle émotionnel doit être absolu
pendant le développement des escarmouches,
son visage sera aussi froid et impénétrable que
celui d'une statue, et il ne doit pas avoir de nerfs;
Cet aspect vital ne s'acquiert qu'avec une
pratique constante et un contrôle physique
personnel rigide de la douleur et des émotions.

Le troisième aspect indispensable à prendre en charge, c'est de perdre la peur du coup; Eh bien, s'il est vrai que nous apprenons à amortir les coups, il est également vrai qu'ils font mal et bien plus dans les premiers stades. Cela peut conduire le candidat à perdre confiance et à avoir peur; Par conséquent, il est nécessaire qu'avant d'avoir la première escarmouche formelle, il se vide de plusieurs jours de pratique intense de préparation physique, avec lesquels, en augmentant la force de ses muscles, il augmentera également sa confiance et sa sérénité de la même manière; confiance qui augmentera progressivement à mesure que vous absorberez progressivement les connaissances de routine des ensembles formels, soigneusement mis en pratique.

Enfin, je traiterai de deux aspects qui sont la clé du succès: la ténacité dans votre préparation sportive et l'agressivité enthousiaste au casting.

Le premier s'acquiert avec une discipline constante et implacable de l'entraînement quotidien.

Le second est naturel chez certaines personnes, mais susceptible de se développer chez ceux qui ne l'ont pas; Cela doit faire partie de notre entraînement et de notre préparation mentale, conséquence logique de la confiance acquise avec les escarmouches constantes.

Par conséquent, j'insiste encore une fois sur le fait qu'il est nécessaire de prendre les aspects physiques et mentaux de l'aspirant par la main dans les pratiques, pour que les deux, dans leur conjonction exacte, le conduisent au succès, un succès qui ne s'observe pas seulement dans le sport. , mais transcendera avec bonheur dans tous les aspects de sa vie, dans la vie d'un athlète en bonne santé de corps et d'esprit, qui portera les sages paroles suivantes comme blason:

1. **TENACITE POUR L'APPRENTISSAGE ET SA PRATIQUE**

2. **SUBLIMISATION DU DÉTAIL ET DU CLASSICISME**

3. **AGRESSIVITÉ SÉRÈNE ET CALCULÉE**

4. **CHEVALIER SPORTIF**

Avec les éléments ci-dessus et trente minutes par jour d'entraînement, tous mes lecteurs deviendront, après quelques années, des interprètes extraordinaires de ce beau sport.

Recommandations spéciales

Je recommande à mes lecteurs de prendre dûment note des recommandations suivantes:

A. Si le candidat ne se sent pas en parfaite
   condition physique, il ne doit accepter pour
   aucune raison de participer à une
   escarmouche.

B. Si pendant un entraînement il est nécessaire
   de l'arrêter, pour convenir à l'un des
   concurrents, un signal convenu suffira pour
   que l'entraînement s'arrête immédiatement.
   Le signal peut être oral ou donner trois coups
   sur le corps de l'adversaire; C'est un pacte
   entre messieurs et athlètes, qui doit être
   respecté à la lettre.

C. Dans le cas où un KO est soulevé pendant une
   séance d'entraînement, le candidat doit
   prendre une semaine de congé avant
   d'accepter une nouvelle escarmouche; il est
   certainement conseillé de consulter un
   médecin pour lui demander son avis sur
   l'accident.

D. Ne faites pas d'escarmouche après avoir
   mangé ou pendant le processus de digestion.

E. Il n'est pas commode de pratiquer avec des
   novices qui ne connaissent pas encore les
   principes de la défense; Formez-vous avec
   des experts pour vous guider, vous protéger
   et vous enseigner.

F. Ne confondez pas le machisme avec ce que la
   prudence conseille.

G. Faites du sport un culte aussi large qu'une
religion. N'oubliez pas que les connaissances
contenues dans ce livre nécessitent de
nombreux jours d'entraînement minutieux et
une grande patience.

Mettez soigneusement en pratique les
recommandations ci-dessus et vous recevrez
de nombreux dividendes en termes de santé,
de bien-être physique et mental, ainsi qu'un
état d'esprit extraordinaire couplé au
sentiment de confiance et de sécurité que
procure le sentiment de posséder une
merveilleuse technique de défense
personnelle.

La respiration

Dans ce chapitre, le lecteur apprendra la partie la
plus importante de sa préparation sportive:
savoir respirer correctement, ce que très peu de
gens évaluent dans sa valeur exacte et qui,
comme nous le verrons plus loin, est essentiel
pour ce qui suit:

Respirer c'est vivre, la fonction la plus importante du corps humain est de respirer car toutes les autres dépendent de cette fonction. L'homme pourra vivre quelque temps sans manger ni boire, mais sans respirer, sa vie se terminerait inévitablement en quelques secondes; Ceci, qui est facile à comprendre, contient la grande vérité du succès ou de l'échec d'un athlète, car des muscles forts ne lui feront aucun bien, s'il ne sait pas respirer correctement, car le travail du cœur et des poumons est beaucoup plus vital que celui des muscles; cependant, cela passe inaperçu pour de nombreux candidats.

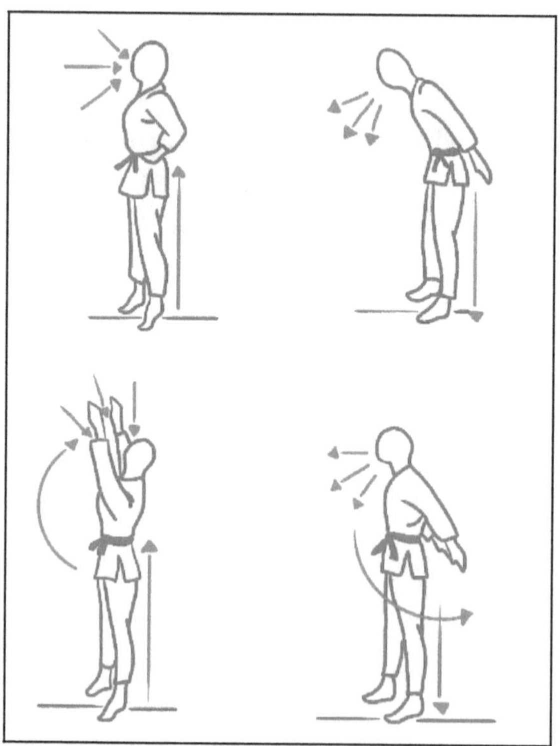

Le cœur et ses fonctions importantes travaillent en dehors du contrôle de notre volonté, mais grâce aux exercices de préparation physique que je décris dans le chapitre correspondant, la collaboration de cet organe peut être obtenue.

Contrairement au cœur, les poumons sont capables d'être contrôlés par notre volonté, tant que nous nous efforçons de l'atteindre grâce à l'entraînement intelligent que je décris ci-dessous.

A partir de ce moment, nous commencerons l'étude et la pratique d'un bon système respiratoire.

Rappelons-nous toujours qu'une bonne respiration se traduit par un état physique et mental d'amélioration, car la respiration fournit à l'homme l'oxygène nécessaire pour purifier son sang, expulsant l'acide carbonique, influençant la circulation sanguine et intervenant dans une liste interminable de bienfaits corporels.

Il y a deux façons de respirer, qui sont:

A. Le souffle commun que nous connaissons tous, que nous appellerons supérieur.

B. Respiration complète, inférieure ou diaphragmatique, c'est ce que nous verrons dans les lignes à venir.

La première façon de respirer, connue dans le monde entier de l'homme, n'a pas besoin d'être étudiée, puisque nous l'acquérons dès la naissance, donnant avec elle le début de la vie; cette façon de respirer utilise la partie supérieure des poumons.

La respiration complète, inférieure et diaphragmatique est l'un des attributs les plus précieux du Yoga; Ce n'est pas facile à apprendre, car il nécessite une formation constante, conformément aux règles indiquées ci-dessous:

Restez au garde-à-vous, respirez largement, avec toute l'expansion que vous pouvez donner à vos poumons, afin de les remplir à leur pleine capacité d'oxygène vital; remplissez d'abord la partie supérieure, puis la partie inférieure, en faisant atteindre l'oxygène au diaphragme, en le maintenant pendant une quinzaine de secondes, puis en l'expulsant lentement par la bouche; respirer à nouveau, en remplissant la partie inférieure des poumons d'oxygène, en mettant en jeu le diaphragme, qui, en descendant, exerce une pression sur les organes abdominaux et pousse la paroi avant de l'abdomen remplissant la région médiane des poumons, faisant côtes inférieures et sternum; puis remplissez la partie supérieure des poumons, en soulevant la partie supérieure de la poitrine, en contractant légèrement l'abdomen, avec le mouvement duquel nous aiderons les poumons à se remplir à leur pleine capacité; rester dans cette position pendant quinze secondes, puis procéder à l'expulsion avec force de l'air vicié contenu dans l'estomac et les poumons; L'expulsion de l'air doit se faire par la bouche aussi fortement que possible, en la soufflant jusqu'à ce qu'elle soit complètement vide. Commencez une nouvelle respiration profonde, ramenez de l'oxygène dans votre estomac; tenir pendant cinq secondes et expulser normalement par le nez.

Commençons maintenant une nouvelle absorption d'oxygène lentement mais profondément, en levant les bras et en nous délectant de cette large bouffée d'air frais qui vient doucement, millimètre par millimètre, jusqu'à ce que les poumons et l'estomac soient remplis à leur pleine capacité; Pour les nettoyer de leurs propres impuretés, maintenez l'oxygène pendant quelques secondes et continuez à l'expulser lentement, jusqu'à ce que vous obteniez une relaxation totale.

La première lecture ne suffit pas pour comprendre le mécanisme complet de cette respiration inférieure, c'est pourquoi il est indispensable de la pratiquer plusieurs fois, de préférence devant un miroir, pour que son bon fonctionnement puisse être pleinement assimilé et compris. L'endroit idéal pour pratiquer les exercices précédents est un endroit plein d'arbres, les heures les plus convenables étant le premier de la journée (voir les dessins sur la page).

La quantité et la durée de ces pratiques respiratoires doivent être modérées les premiers jours, elles augmenteront progressivement au fur et à mesure que l'aspirant se familiarisera avec elles; Lorsque ce qui précède est effectué de manière intelligente, nous aurons des poumons plus forts, plus sains et plus contrôlés, qui agiront comme un ressort infatigable, nous donnant de la vigueur et atténuant la fatigue qui accompagne les mouvements brusques du sport que nous sommes sur le point d'apprendre.

L'équipe

Tous les sports doivent être pratiqués avec un équipement adéquat pour faciliter leur performance. Par conséquent, afin de pratiquer le karaté et les ensembles de défense personnelle qui sont discutés ici, mes lecteurs devront également s'équiper correctement; Pour cela, je recommande une tenue trois pièces composée d'une veste ou d'un kimono robuste, d'un pantalon ample, d'un jockstrap et d'une bande qui sert de ceinture, en tissu épais ou en coton, cousu avec des coutures, avec un cordon de coton solide; une toile fine est recommandée, cousue avec des coutures en forme de losange, afin de lui donner une plus grande résistance; le pantalon sera un peu ample pour éviter qu'il se déchire facilement et sera ajusté à la taille avec des tresses du même tissu, placées comme le type connu sous le nom de cordon de serrage;

Les pieds seront si possible pieds nus, avec les ongles bien coupés; Si nécessaire, elles peuvent être enfilées avec des chaussures de type gant utilisées par des gymnastes par engins ou des chaussures de parkour, et dans le dernier cas, des chaussures de tennis à lacets, sans bornes métalliques, peuvent être utilisées, ceci uniquement dans des cas particuliers, car le sport doit être pratiqué pieds nus. ; Gardez les ongles aussi coupés que possible et ne portez aucun type d'anneau.

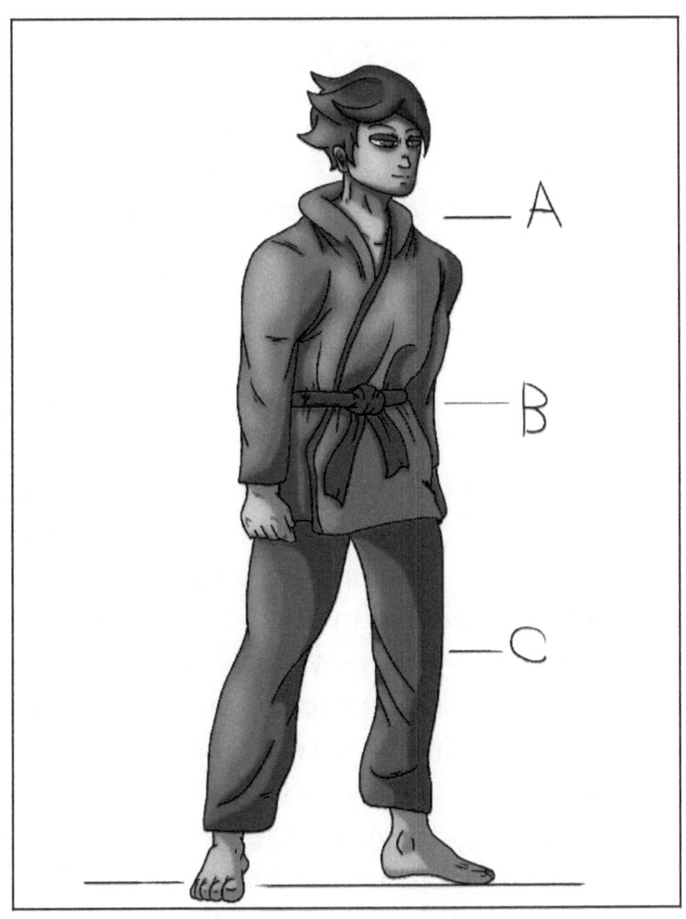

Il est nécessaire d'acquérir un sac d'entraînement, comme celui que les boxeurs utilisent pour leurs pratiques, une table pour pratiquer la côtelette (je détaillerai cela dans les chapitres suivants) et un contenant qui peut être un seau rempli de lentilles, ou des copeaux de bois pour former la main. Une fois que vous aurez les éléments indiqués ci-dessus, nous pourrons commencer nos activités sportives.

Où et comment pratiquer ce sport

Après l'entraînement précédent pour trouver la condition physique nécessaire pour entrer pleinement dans la pratique des escarmouches, l'aspirant se retrouvera plein de vitalité, ses muscles auront été durcis et son esprit sera prêt à passer à l'action.

Pour cela, nous avons besoin d'un endroit approprié pour tester la théorie de ce traité et convertir ce qui est présenté en caractères d'imprimerie en résultats positifs; l'endroit idéal devrait être un endroit propre, bien ventilé, sans bruit, équipé d'un dojo, c'est-à-dire d'un matelas d'environ quatre mètres de côté qui sera placé sur une plate-forme en bois; Le matelas doit être rempli de matériaux souples et doublé d'une toile résistante comme celles utilisées dans le ring où se pratique la lutte olympique, ni trop dure qui ne protège pas le corps de la rugosité des chutes, ni trop molle qui permet la les pieds s'enfoncent, car cela entraînerait une perte de vitesse conséquente; en cas de ne pas pouvoir compter sur un tel matelas, les entraînements peuvent se faire à l'extérieur, sur l'herbe.

Une fois que le site a été décidé où se trouvent les éléments essentiels mentionnés, les escarmouches pourraient commencer, devant les pratiquer avec un partenaire du même âge, taille et poids, étant nécessaire que les premiers sets soient jalousement regardés par un expert, ou au moins par une personne initiée en la matière, qui aura pour mission d'aider à la bonne exécution des décors et qui devra également corriger les défauts des candidats, afin d'éviter la création de vices, et assurer la sécurité physique des initiés, les conduisant par la main, pour ainsi dire, dans leurs pininos au sein de ce sport, dans lequel la phase primaire est la plus importante à soigner.

Lorsque les aspirants auront réussi ce premier aspect de manière satisfaisante et commenceront à faire preuve d'habileté, alors la pratique alternera avec des hommes plus forts, de tailles et de poids différents, qui progressivement couvriront physiquement et mentalement l'aspirant, affirmant avec lui et à chaque nouvelle pratique leur connaissance. Dans le cas où le troisième homme que je qualifie de chien de garde ne peut pas être compté, je recommande que la pratique soit effectuée avec une grande prudence, en marquant uniquement, en ne vous jetant pas profondément dans l'exécution des lancers. Pour éviter des résultats contre-productifs, ce processus de marquage et non de tirage ralentira l'apprentissage, mais sera certainement plus sûr; quand un ensemble est bien compris, exécutez-le complètement,

Règles d'hygiène

Chaque athlète nécessite à la fois un soin zélé de son comportement, et un strict respect des règles d'hygiène, afin d'atteindre l'état de santé idéal qui permet son amélioration dans le sport.

Afin d'atteindre ce qui précède, ci-dessous, j'insère dix règles de conduite, de discipline sportive rigide, qui amélioreront avantageusement votre santé, votre bien-être physique et mental.

I.   Levez-vous tôt, effectuez des exercices de respiration, de la gymnastique et un léger entraînement sur les sujets abordés ici.

II.   Dormir un minimum de huit heures par jour en moyenne, ou siestes de six heures.

III.   Éloignez-vous des vices et des excès.

IV.   Mangez bien, au bon moment, des légumes abondants, de la viande rouge, du poisson, peu de farine et de gras.

V.   Tonifiez modérément avec des vitamines d'origine naturelle ou végétale.

VI.   Nombreux bains de soleil et promenades en plein air.

VII.	Surveiller votre poids et votre santé.

| VIII. | Respect scrupuleux de la propreté et de l'hygiène. |

| IX. | Contrôles médicaux périodiques. |

| X. | Discipline sportive stricte, pour ne pas manquer une seule journée sans entraînement et sans s'arrêter pour appliquer les règles ci-dessus. |

| XI. | Contrôles médicaux périodiques. |

| XII. | Discipline sportive stricte, pour ne pas rater une seule journée sans entraînement et sans s'arrêter pour appliquer les règles notées ci-dessus. |

En exécutant ce qui a été dit dans les lignes précédentes, le candidat obtiendra en récompense de sa persévérance le plus grand trésor qui existe sous le soleil et qui est la santé; rappelons-nous donc toujours cette sage phrase:

- **Dieu pardonne toujours ...**

- **Homme parfois ...**

- **La nature jamais ...**

Prenons soin avec le plus de zèle possible de ce don précieux dont la nature nous a doté: la santé.

Apprendre à jaillir

On l'entend par des mouvements à ressort ou à ressorts, tous ceux réalisés avec une grande vitesse et vigueur, tendant à faciliter une attaque éclair ou une sortie rapide.

Les ressorts principaux se trouvent dans les cuisses et la taille, mais tous nos muscles sont susceptibles de ressortir, si nous les avons préalablement préparés.

Dans le graphique précédent, les ressorts et leurs exercices de préparation les plus courants sont illustrés; le «A» présente celui dérivé de l'exercice connu sous le nom de squat, d'où sort un saut qui fournit l'agilité féline; effectuez l'exercice de squat susmentionné et, lorsque vous sautez, essayez de tirer le meilleur parti du ressort que vos muscles fourniront; faites-le cent fois en essayant d'obtenir un résultat plus fougueux à chaque fois.

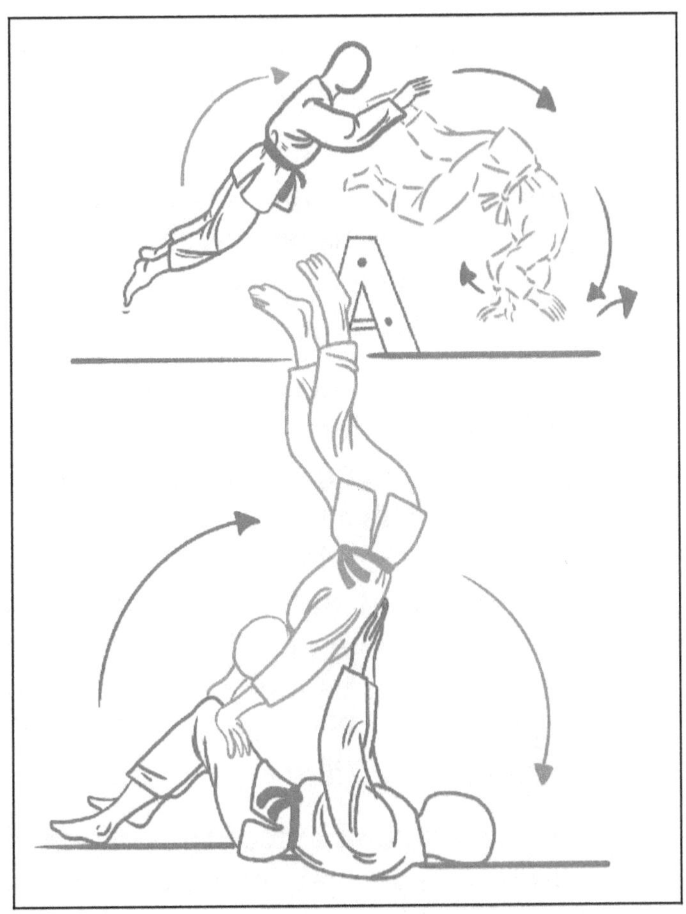

Lorsque vous vous sentez satisfait de ce ressort, continuez à répéter celui illustré par la lettre "B", qui est un ressort de taille, très simple à exécuter; pour l'exécuter, allongez-vous sur le dos avec le dos à plat au sol, soulevez vigoureusement vos jambes avec un ressort de taille, faites-les atteindre le plus haut possible, de sorte que le point d'appui au sol devienne vos poumons; dans l'air, faites ressortir vos pieds vivement vers les quatre points cardinaux, ceci basé sur un ressort.

Finissons l'exercice susmentionné en donnant un ressort solide et rapide qui nous fait tenir debout.

Étudiez attentivement le tableau de référence et commencez à travailler avec cet exercice agréable, qui vous procurera un divertissement sain et vous donnera l'occasion de devenir aussi agile qu'un lynx roux.

Nous allons maintenant pratiquer un ressort très facile, pour ce faire, passons à l'étude de la figure «D» du graphique illustré, dans laquelle il y a un mouvement tendant à ramener les paumes des mains au sol; Pour faciliter ce qui précède, faites un ressort en forçant la taille vers l'arrière, qui, lors du retour vers l'avant et vers le bas, le fera de manière naturelle, avec une grande simplicité et en facilitant le toucher du sol avec la paume des mains.

Avec les exemples précédents et avec des ressorts de sa propre inventivité, le lecteur devrait élargir chaque jour son répertoire de ressorts, ce qui sera très utile lorsque nous entrerons dans la pratique des escarmouches que je présenterai dans les prochains chapitres.

Je recommande de pratiquer l'exercice connu sous le nom de "saut du tigre" qui est illustré dans le graphique, en raison des excellents résultats qu'il rapporte.

Préparation des mains

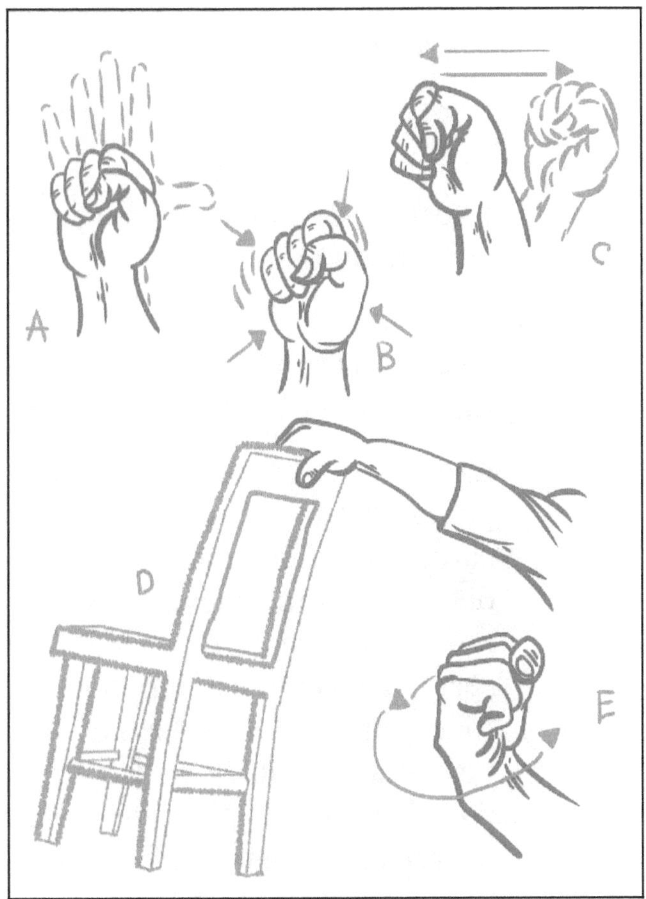

Dans ce chapitre, nous traiterons d'un thème de base pour le sport qui nous concerne dans ce traité et qui est de durcir progressivement les mains jusqu'à ce qu'elles deviennent de fortes pinces de forgeron; Pour y parvenir, les exercices illustrés dans le graphique doivent être pratiqués quotidiennement, qui consistent en:

A. Ouvrez et fermez vigoureusement la main, pas moins d'une centaine de fois dans chaque série.

B. Pressez une boule d'éponge avec vos doigts.

C. Exécutez des mouvements de l'avant vers l'arrière du poing.

D. Soulevez une chaise ou un objet similaire en exerçant une pression avec les doigts, sans cambrer le poignet ou le bras.

E. Exercices de rotation de la main avec le poing bien fermé, vers les quatre points cardinaux, mouvements alternés. Pour détendre les muscles des exercices précédents, desserrez vos doigts et secouez vos mains vigoureusement en fouettant vos doigts, ce qui vous procurera un soulagement immédiat; La cohérence dans la pratique quotidienne de ces exercices donnera, après quelques mois, au lecteur des mains fortes, des doigts agiles et robustes et un poignet solide, avec lequel nous aurons à peine gravi la première marche de la série qui le conduira à être un bon artiste de karaté.

Ne vous précipitez pas et voulez en peu de temps réaliser ce qui demande normalement de nombreuses années de préparation, rappelez-vous que vos mains vont être les outils de travail dans ce sport viril, dans lequel seuls ceux qui font preuve de ténacité se démarquent.

Par conséquent, soumettez-vous volontiers aux pratiques précédentes; soyez votre propre entraîneur, augmentez la quantité et la durée des exercices, comme cela vous convient et vos muscles vous répondent de la même manière; n'allez pas trop loin, mais ne faites pas moins que ce que vous jugez nécessaire; maintenez toujours le même rythme ascendant de travail.

Le Tage

Lorsque les mains du lecteur seront suffisamment endurcies avec les exercices du chapitre précédent, il pourra commencer la pratique de ce coup dévastateur, qui paraît facile mais demande un long entraînement pour le rendre efficace et énergique; Pour votre pratique, procurez-vous une planche d'environ cinquante centimètres de long sur vingt de large et trois centimètres d'épaisseur, placez-la sur vos cuisses et pratiquez la frappe en arrêtant la planche avec la main gauche tout en frappant avec la droite et vice versa; Cette pratique quotidienne doit se faire en frappant au moins cent fois avec chaque main, en augmentant ou en diminuant la puissance du coup, car la main supporte les impacts.

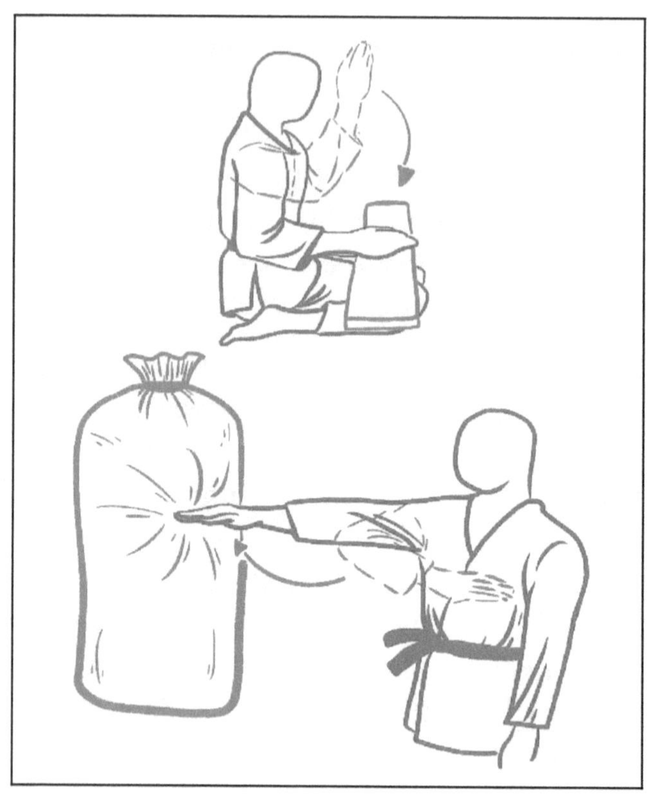

Nous commencerons par des coupes plus ou moins fortes, entrecoupées de coups doux au repos, donnant des coups de temps en temps avec une puissance maximale; ceux-ci se produiront d'abord moins fréquemment; le temps va nous habituer à des impacts plus solides puisque le bord de la main ce jour-là avec plus de résistance en journée et le coup est plus précis.

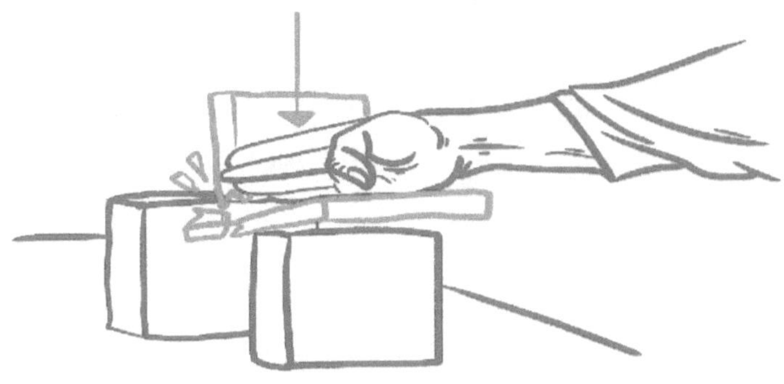

Pratiquez la coupe sur un sac comme celui utilisé par les boxeurs ou avec la planche doublée des Kataristas, frappant à différents endroits, envoyant la coupe sous différents angles de départ. Pour maîtriser ce cliché à partir de tous les points de départ imaginables et qu'il ressorte bien, précisément et durement de tous, je recommande de ne pas être ravi les premières fois en frappant trop fort, car cela pourrait vous blesser la main; La maîtrise de la fosse est obtenue après un an de pratique quotidienne.

Dans ma vie sportive j'ai rencontré plus d'une douzaine de karatéistes qui, après plus de vingt ans d'entraînement quotidien ce coup, ont réussi à casser une brique d'un pouce d'épaisseur avec une relative facilité; Ces expositions extraordinaires ne sont possibles, comme indiqué précédemment, qu'après de nombreuses années de travail constant, d'où ma recommandation aux lecteurs de s'armer de beaucoup de patience et de pratiquer sans relâche cette merveilleuse connaissance, qui vous rapportera sûrement généreusement pour le temps que vous y consacrez. .

Dans le dessin du graphique, un trait de bloc principal est illustré, cassant une planche; Vous aurez sûrement vous-mêmes l'ambition de faire quelque chose de similaire, que vous réaliserez sur la base de l'entraînement tenace décrit ci-dessus.

Armes de karaté

Comme nous l'avons déjà établi, le mot Karaté signifie «main vide» ou main sans armes. Cependant, la vraie technique de ce sport a transformé les mains, les coudes, les doigts, les genoux et les pieds en armes de combat puissantes, grâce à un entraînement spécial.

Dans les graphiques suivants, nos armes naturelles sont illustrées; à côté d'eux se trouvent une série de dessins qui montrent symboliquement le type d'élément de combat puissant qu'ils deviennent; Avoir le contrôle de ces armes n'est pas facile, cela nécessite un conditionnement physique adéquat, afin qu'elles puissent offrir des retours de plusieurs années, afin de les avoir bien organisées en notre faveur.

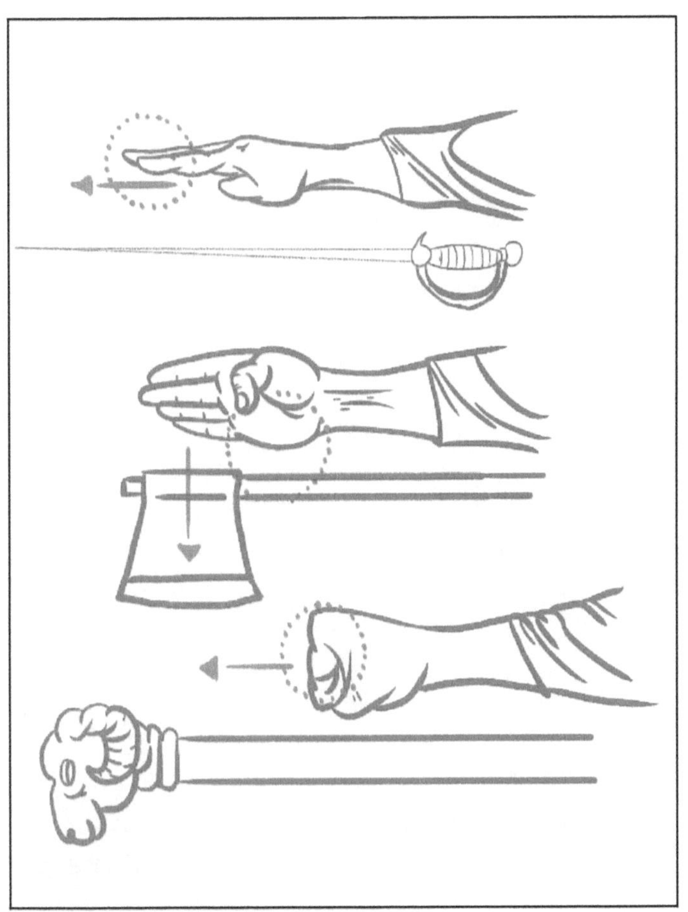

Le lecteur doit être amené, à partir de ce moment, à l'idée d'étudier et de pratiquer beaucoup et pendant de nombreuses années, afin de cristalliser le désir qui l'a amené à acheter ce livre, qui est de devenir possesseur d'un savoir merveilleux, le Ce qui fournira à la fois le moyen de se défendre scientifiquement de toute attaque physique, ainsi que d'être un homme fort, sain de corps et d'esprit, propriétaire d'un corps fort, de réflexes rapides, de muscles forts et d'une grande agilité.

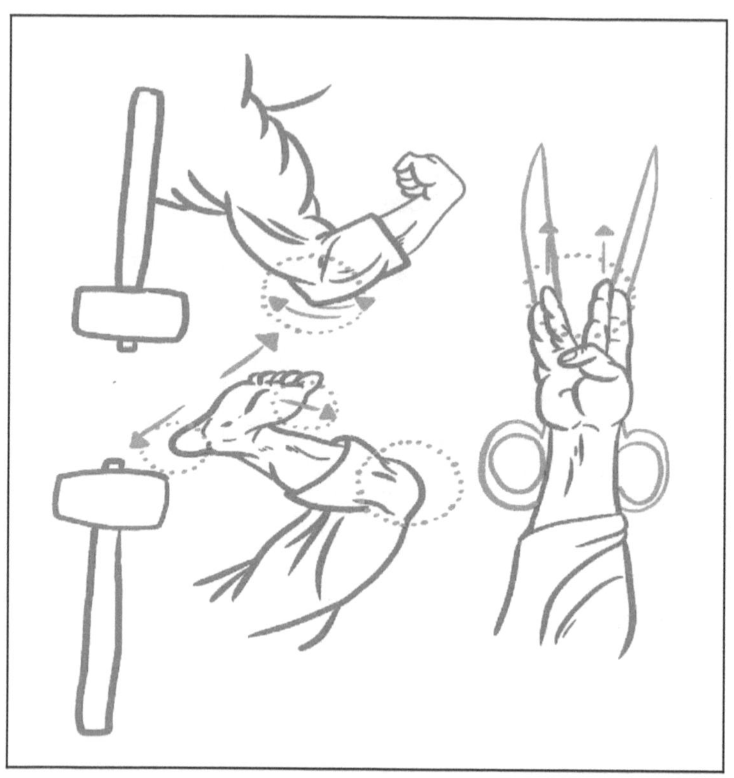

Mais tout cela, j'insiste, ne sera obtenu qu'après de longues heures d'entraînement rude et intense, avec de nombreuses heures de gym volées à nos activités, une abstention complète de toutes sortes de vices et de faiblesses humaines.

Puisque l'interprète de karaté exige le respect zélé des règles de conduite, non seulement physiques mais aussi mentales.

Alors, étudions attentivement les dessins de référence pour comprendre le message de leurs symboles et, sans plus tarder, commençons les étapes qui nous permettront de les transformer en interprètes vertueux de ce sport viril.

Parties vulnérables du corps

Les dessins de ce graphique indiquent quels sont
les points vulnérables du corps, afin de durcir
ceux qui y sont sensibles.

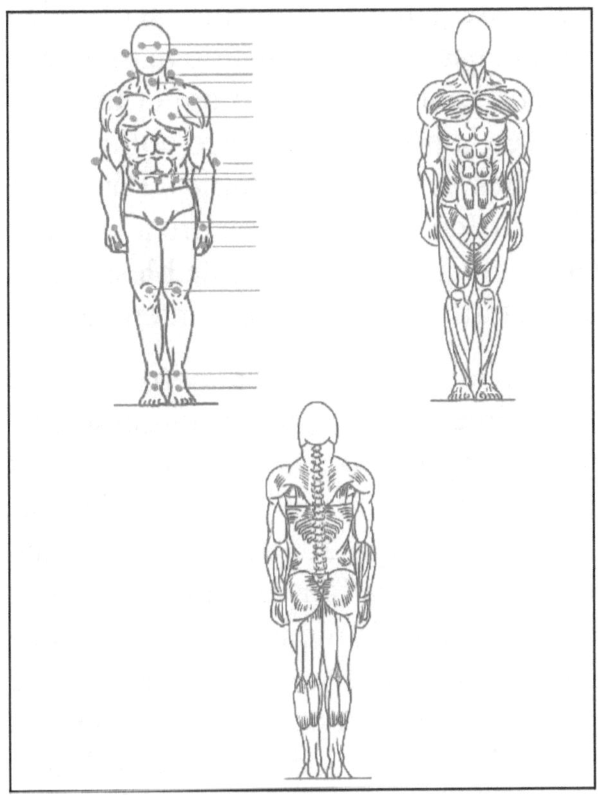

Poinçon de karaté avec la base de la paume de la main

Dans les illustrations des graphiques présents, il y a des dessins qui montrent une autre des merveilleuses ressources de cette gamme étonnante qu'offre le karaté; Dans celui-ci, la base de la paume de la main est utilisée pour frapper et dévier les coups, bloquer les coups de pied et les coups avec le poing ou la barre oblique, visant des endroits identifiés comme vulnérables. Pour utiliser cette ressource, il est nécessaire d'apprendre à présenter correctement la main, afin d'éviter de blesser les doigts; chaque main est utilisée de manière interchangeable.

Pour entrer dans le sujet, étudiez attentivement les illustrations insérées dans les lignes ci-dessus; préparez votre main et commençons par l'exercice d'ombre réalisé devant un miroir, à la recherche du style idéal pour son exécution; Lorsque vous aurez atteint ce premier aspect, nous procéderons à la pratique de la frappe formelle contre le sac, afin de renforcer la main et la rugosité de ses impacts; Bien sûr, ce coup ne doit en aucun cas être changé en un coup que l'on peut appliquer avec un poing fermé, c'est une logique élémentaire, mais il faut reconnaître l'efficacité de ce lancer quand on combat court on peut frapper fort avec ce coup la partie inférieure de la base du nez de l'adversaire, sur laquelle nous le pulvériserons matériellement; donc,

Dans le plan de blocage, il devrait être pratiqué
en déviant les traits de marquage que le
partenaire de pratique nous enverra à la fois en
apprentissage et en blanc; Essayez de rendre tous
vos impacts extraordinairement rapides, forts et
puissants, en ramenant immédiatement votre
main à la position de départ, c'est-à-dire sur vos
gardes; accentuez le coup durement pour le
rendre plus efficace; Les premiers jours de
pratique avec votre partenaire doivent se faire
d'un commun accord, c'est-à-dire connaître à
l'avance le coup qui va être bloqué, pour le faire;
au fur et à mesure que sa méchanceté augmente,
l'accord précédent disparaîtra et à sa place des
coups de surprise seront lancés sous tous les
angles possibles, afin de devenir plus décisif et
de profiter pleinement des ressources qu'il
assimile.

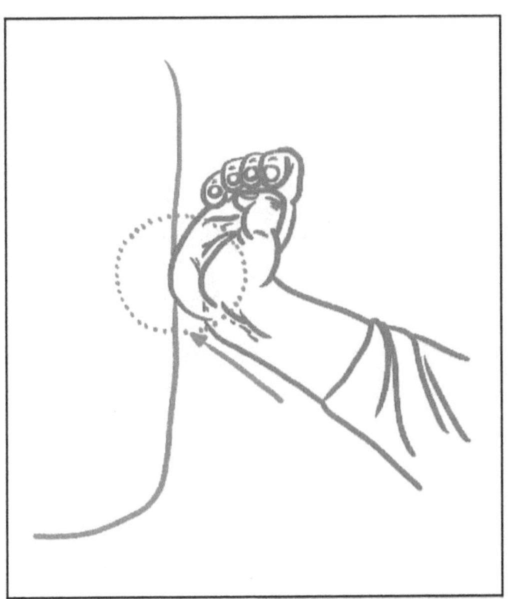

Alterner la pratique de cette frappe à deux mains
pour la rendre plus complète; Pratiquez-le à fond
jusqu'à ce que vous soyez convaincu que vous le
savez parfaitement et exécutez-le proprement
dans n'importe quelle position dans laquelle vous
vous trouvez.

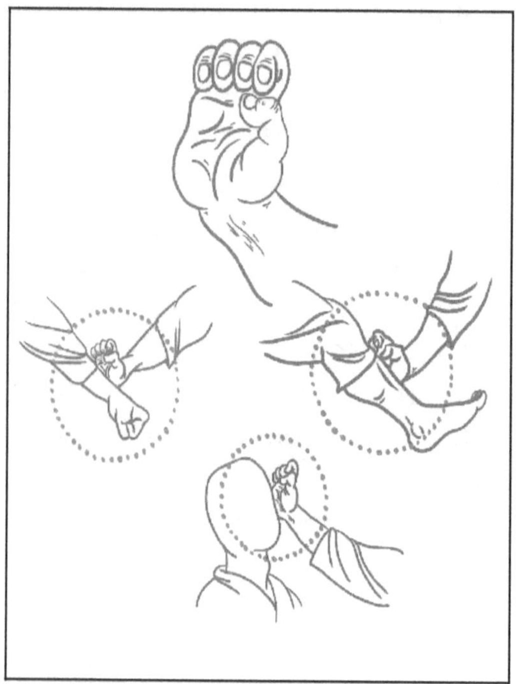

Coup de pied de karaté

Nous allons maintenant étudier l'un des coups
les plus colorés, spectaculaires et puissants du
Karaté, qui est incliné avec le bord de la plante
du pied.

En plus d'être très frappant, il est utilisé en combat ouvert, comme ressource d'autodéfense ou de blocage, préparant le terrain pour des coups plus définitifs et comme méthode de ramollissement, ou comme attaque directe.

Par conséquent, on peut comprendre qu'il s'agit d'une ressource très large, il est donc nécessaire de l'apprendre parfaitement.

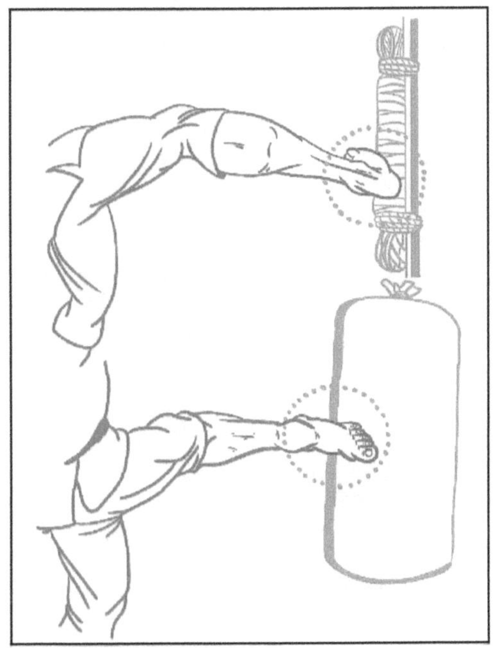

Ledit coup se pratiquera pieds nus, nécessitant forcément le miroir, car c'est là que les mouvements primaires sont affinés et les erreurs d'exécution sont auto-corrigées.

Le coup peut être délivré avec le bord extérieur
de la plante du pied, avec la plante du pied, avec
le talon ou avec les orteils. Ce casting demande
beaucoup de verve, un sens absolu de l'équilibre,
de la vitesse et de la résistance; Pour maîtriser ce
coup, il faut de la patience, des mois et des mois
de pratiques constantes et sans fin de miroir et
d'ombre, jusqu'à ce que nous atteignions
l'aisance nécessaire et avec elle commençons à
pratiquer contre le sac ou le Makiwara.

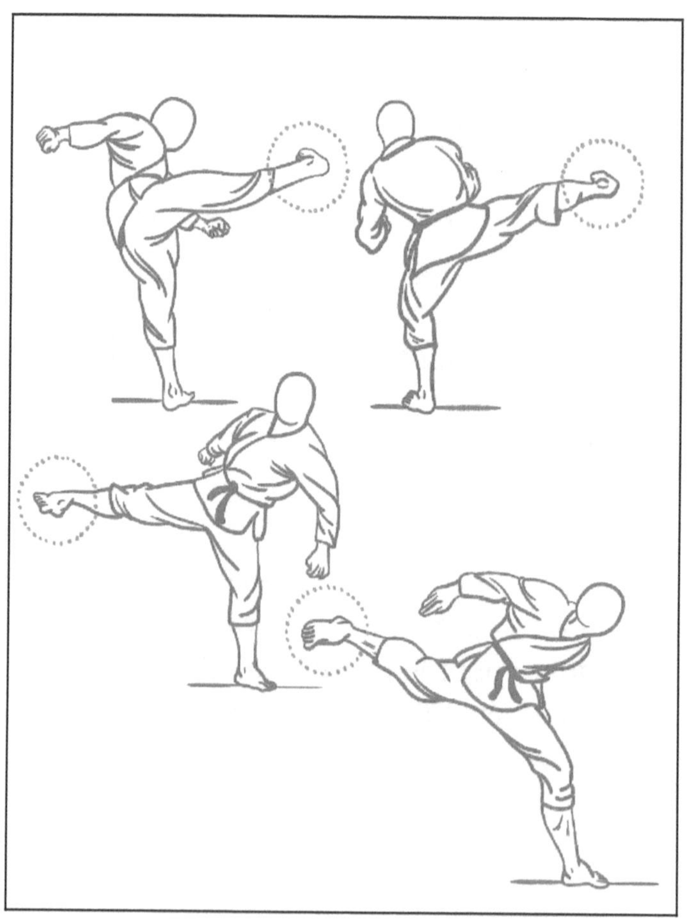

Il n'est pas conseillé de s'entraîner contre les éléments susmentionnés sans d'abord avoir de la fluidité et de l'agilité, car ce qui serait réalisé serait contre-productif, c'est-à-dire un coup peut-être fort, mais sans aucune mobilité, et la base du succès dans ce casting est l'agilité féline. , couplé à un fort poinçon de visée efficace.

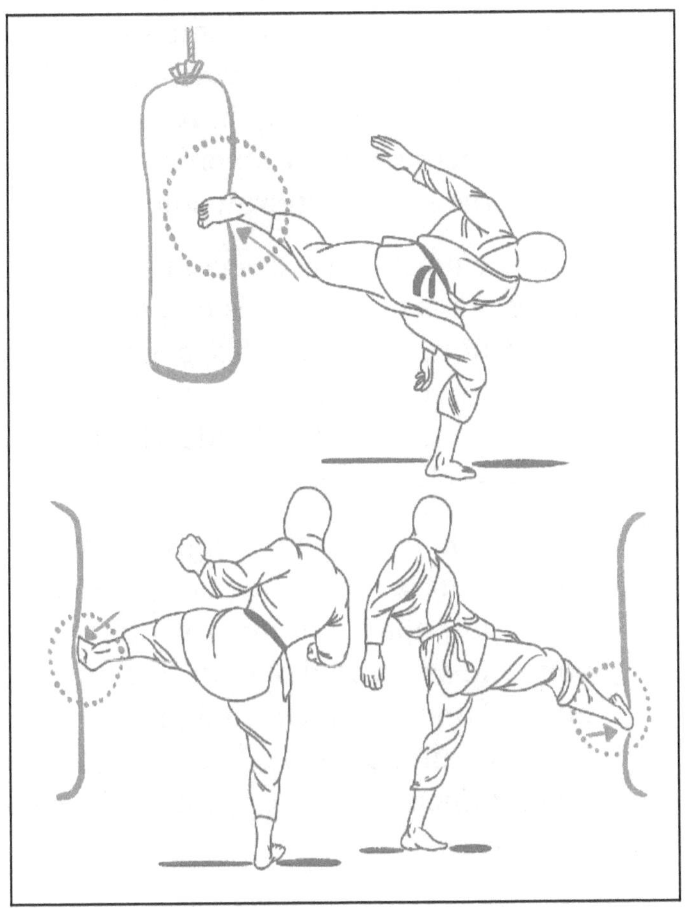

Un exercice préliminaire à ces entraînements et que je recommande comme idéal, est de sauter à la corde quelques minutes par jour pour donner un peu d'aisance à vos jambes.

Après les recommandations précédentes, entrons dans le vif du sujet en étudiant attentivement les illustrations des graphiques présentés, dans lesquels sont illustrés les mouvements de base nécessaires pour atteindre l'efficacité avec ce coup.

Comme on peut le voir, il y a deux aspects de base: premièrement, se tenir solidement sur une jambe, garder jalousement l'équilibre pendant la fraction de secondes qu'il reste en l'air; deuxièmement, pour obtenir le coup de pied avec précision à l'endroit souhaité.

Mais ce ne sont pas des coups de pied fous ou noyés, ce sont des coups de pied scientifiquement calculés, avec une visée calme et une force droite, de sorte que, lors d'un impact à l'endroit choisi, les dividendes prévus sont obtenus à l'avance.

Lorsque le lecteur aura l'agilité nécessaire, l'aisance et la vitesse idéales pour ce coup, alors, pas avant, nous l'entraînerons formellement contre le sac, afin d'obtenir le coup de poing qui donne l'impact contre quelque chose de résistant; Pour ce faire, étudions le graphique, qui illustre un entraînement de frappe contre un sac ou un Makiwara.

Je laisse cet accessoire à votre choix, mais ma recommandation est de commencer les premiers entraînements avec grande mesure, en veillant à ce que le coup soit le plus classique et bien exécuté, sans se soucier du moment où il est fort, puisque le plus important dans le premier phase, est de veiller à la bonne exécution, en regardant la figure, l'équilibre; le succès viendra avec le temps, au fur et à mesure que vous acquérez forme, sécurité et confiance dans votre style et votre dureté.

On observera dans le graphique ci-dessus, que le coup est appliqué indistinctement avec l'une ou l'autre des deux jambes, que l'impact est obtenu en frappant avec le bord du côté extérieur de la plante du pied, qui est celui qui produit un coup le plus douloureux; Lors du contact avec le sac, le pied doit être légèrement cambré pour frapper précisément à l'endroit désigné; Quand ce coup sera bien digéré, nous continuerons à l'étudier, mais en l'appliquant avec le talon; Ce lancement sera déjà plus facile pour nos lecteurs, mais de toute façon beaucoup de travail devra être fait avec lui pour atteindre la précision requise.

Quand on considère que ce coup a été bien appris, on va continuer à le pratiquer, mais en prenant contact avec la base des orteils, étant nécessaire de prendre grand soin de son exécution correcte pour ne pas se blesser.

Avec ce qui précède, nous terminerons ce casting en termes de l'application pieds nus. Avec les chaussures, il est également utilisé en élargissant son rayon d'action en frappant avec la pointe et le bord de la semelle, qui recouvre l'intérieur du pied. Dans les chapitres suivants, nous passerons en revue leur ampleur.

Pour finir, je tiens à préciser que ce coup doit être combiné avec une chaîne de coups ultérieurs qui complète une attaque complète et dévastatrice.

Rappelez-vous au lecteur que la persévérance et les longues heures d'entraînement seront la seule chose qui vous donnera la possession de cette ressource extraordinaire, que je considère comme la plus importante des ensembles de karaté.

Frappe du genou de karaté

Dans les ressources du Karaté, il y a le coup qui est appliqué avec le genou, qui, comme tout ce sport, est extrêmement dangereux; Il faut beaucoup de dureté et de conscience entre la naissance pour pouvoir en faire quelque chose de vraiment utile comme élément de défense et d'attaque.

Eh bien, pour entrer dans le sujet, passons à l'étude du graphe dans lequel l'ensemble de ce chapitre est illustré.

Le genou est pourvu, précisément, du bord du
genou et est toujours dirigé vers des endroits
éminemment vulnérables; les deux genoux
peuvent être utilisés.

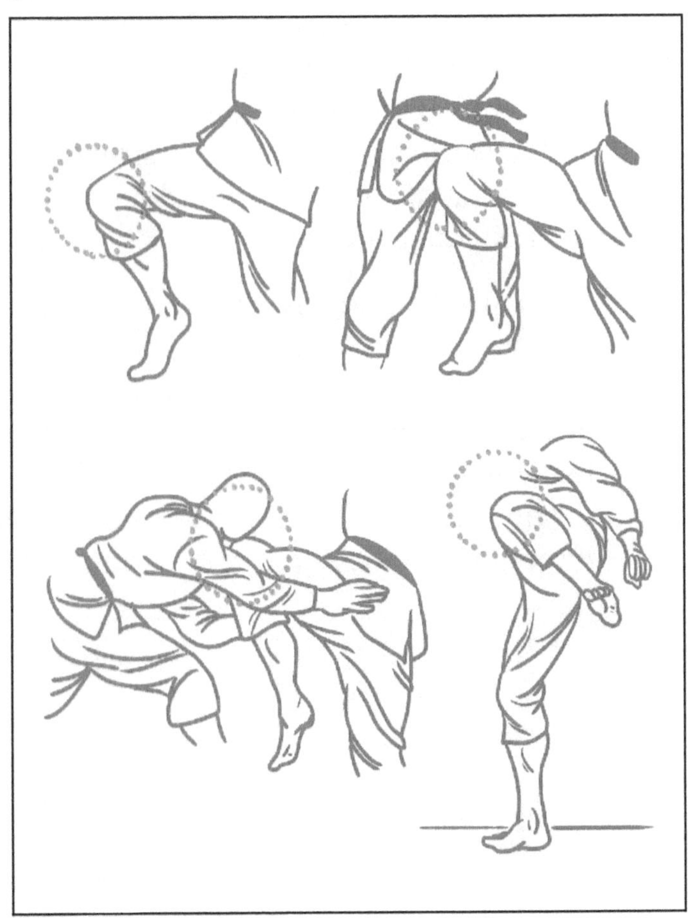

Le coup d'État lui-même est assez simple, son exécution rudimentaire; En réalité, un grand classicisme n'est pas nécessaire, mais il faut une source de vitesse, d'élasticité, de force et de visée, pour toujours atteindre la cible précédemment fixée, ceci bien sûr sans mouvements télégraphiques qui mettent l'adversaire en garde; Cette partie est fondamentale, car le genou doit être un coup surprenant et sournois.

Son entraînement est contre le sac ou Makiwara, et, comme dans tous les cas, nous commencerons à le pratiquer devant le miroir, afin de comprendre sa trajectoire exacte, la hauteur qui peut être atteinte, ainsi que sa distance pour faire mesurer le coup et envoyez-le toujours avec l'assurance qu'il atteindra la cible.

Ce coup est utilisé dans les combats au corps à corps, sur le terrain que l'on appelle en boxe "combat court"; Ma recommandation pour le succès de ce casting est de le préparer avec des exercices d'ombre, en soulevant vigoureusement le genou, en veillant à ce que le poids de votre corps soit bien équilibré sur l'autre jambe, afin de ne pas perdre ne serait-ce qu'un iota d'équilibre, car si cela se produisait , le lancement serait contre-productif; Par conséquent, regardons cet aspect vital dans nos exercices d'ombre, qui sera encore arrondi quand il sera exécuté devant le miroir dans lequel nous pouvons être nos propres juges, et voyons si nous laissons un espace possible à travers lequel le contraire peut filtrer, ou si notre position mauvaise ou inadéquate les incite à travailler contre nous.

Pour éviter ce qui précède, je suggère de faire ce qui suit: Semblant reposer fermement sur la plante de vos pieds, pliez les genoux légèrement vers l'avant et soulevez-les aussi haut que possible.

Le deuxième exercice consiste à lancer le genou le plus en avant possible. En combinant ces exercices, nous mesurerons notre distance cible.

Après ces préliminaires, nous continuerons à entraîner le coup contre le sac, en essayant de gagner en force, mais sans négliger la visée, en le ramenant en fractions de seconde à son point de départ, pour rester sur ses gardes avec un équilibre parfaitement maîtrisé.

Le karaté souffle avec la main

Le karaté a un vaste répertoire de coups qui sont appliqués avec la main, en utilisant différentes positions de ceux-ci. Le graphique suivant illustre cinq façons différentes de frapper avec la main, étudions soigneusement chaque dessin pour capturer parfaitement comment utiliser correctement chacune de ces ressources extraordinaires.

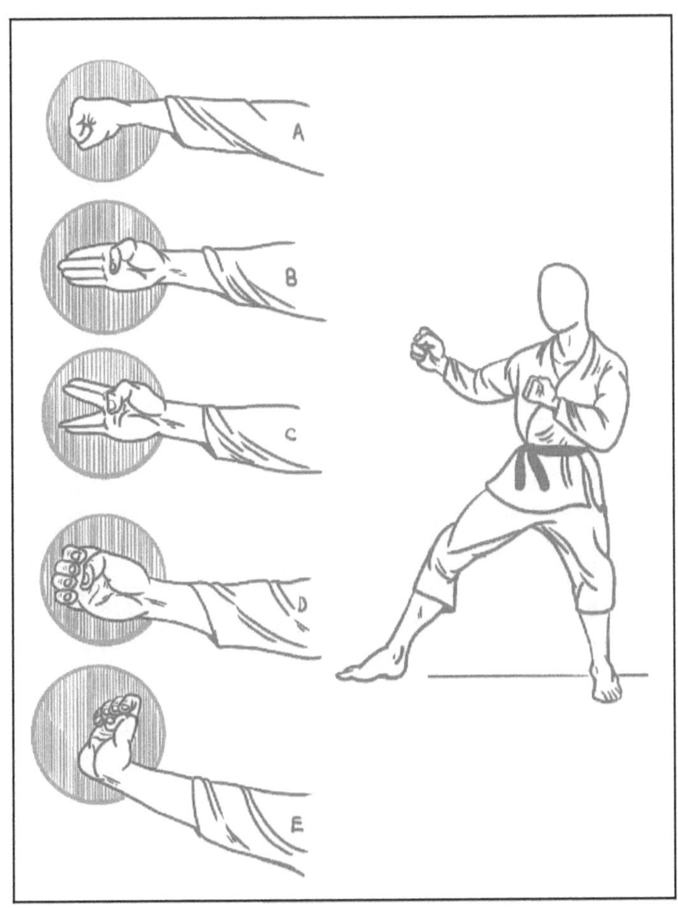

La figure "A" montre le poing fermé, un coup connu de tous sous le nom de boxe, mais en karaté ce coup sort de la position de garde qui apparaît sur le dessin de la poupée complète, réalise son impact en faisant un mouvement de tire-bouchon qui donne une forte impulsion au coup, qui est puissante et dévastatrice.

En temps voulu, nous détaillerons à la fois la forme correcte de votre formation et les moyens d'en tirer des dividendes plus importants.

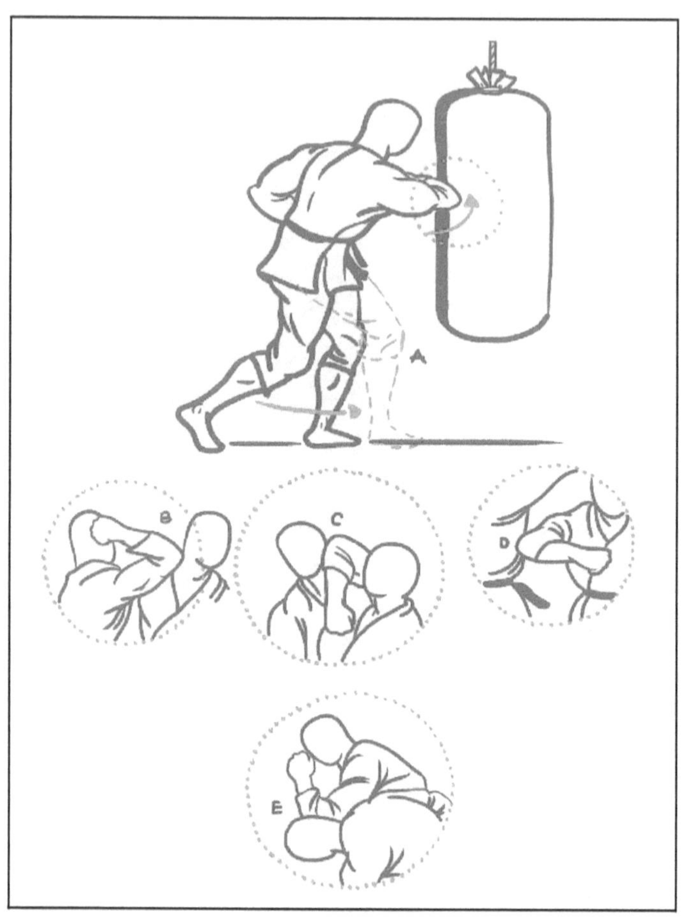

La figure "B" montre la main en position d'attaquer en frappant avec le bout des doigts; Pour utiliser ce coup, il est nécessaire de durcir consciencieusement les mains et les doigts avec une série d'entraînements spéciaux que nous verrons dans les chapitres suivants; Ce coup sera toujours dirigé vers les parties molles et vulnérables; Lorsque ce coup d'État est bien établi, ses résultats sont radicaux.

La figure qui apparaît marquée de la lettre "C", présente une autre façon d'utiliser les doigts, en les présentant en forme de V comme indiqué. Pour le profane, ouvrir les doigts dans cette position est difficile car il est nécessaire d'entraîner ce mouvement plusieurs fois pour atteindre l'aisance nécessaire et le faire par réflexe; Ce coup est dangereux, car il vise toujours les yeux de l'adversaire.

Il ne peut et ne doit pas être pratiqué en salle de sport, au plus ombragé, sachant exactement où cela se terminera, mais c'est tout.

Lorsque vous utiliserez cette ressource, ce sera parce que votre vie est en danger, car c'est l'un des coups secrets du Karaté, peut-être le plus sanglant, pour lequel je recommande à mes lecteurs une extrême prudence dans sa pratique et son utilisation ultérieure.

J'insiste, il ne sera utilisé que dans des cas extrêmes. Parlez de la position de "Clenched Fist": Ouvrez votre main rapidement de telle sorte que lorsque vous l'ouvrez, vos doigts sont dans la position dite V; faites-le des centaines de fois jusqu'à ce qu'il fonctionne correctement.

La figure indiquée par la lettre «D» montre une main avec un poing semi-fermé; le coup à cette occasion est effectué par les articulations de la deuxième articulation des doigts; étudiez exactement le lieu d'application de l'impact, une fois assimilé en théorie, nous apprendrons à le connaître en pratique.

Cette ressource est un autre coup dur qui se produit dans les parties faibles, avec des résultats dévastateurs.

Bien sûr, vous devez connaître les endroits où le plus grand impact est obtenu et la manière idéale d'obtenir de meilleurs résultats; Comme pour la ressource susmentionnée, il faut être prudent dans sa pratique et ne l'utiliser que dans les cas où elle est vraiment indispensable.

Enfin, nous avons l'illustration marquée de la lettre «E».

On y présente la manière de frapper avec la base de la paume de la main; Cette connaissance est extraordinaire, non seulement pour l'attaque, mais pour le blocage et la défense, étant sa manière d'appliquer facile à comprendre; Ce coup sera toujours dirigé vers des endroits préalablement connus, où son impact est définitif ou pour éviter, bloquant, les coups de l'adversaire.

Revenons à la figure de la lettre «B», que j'ai volontairement laissée en dernier pour faire remarquer au lecteur que de cette position de la main vient le coup connu du Tage, que je détaille en entier dans un chapitre spécial; Ce coup complète la série de ressources pour frapper avec la main.

Maintenant, après avoir connu en théorie ces connaissances radicales de l'attaque et de la légitime défense, nous allons continuer à les entraîner correctement pour qu'elles deviennent des réflexes naturels, et qu'elles puissent être utilisées aussi facilement qu'un conducteur expérimenté change les vitesses de sa voiture; Pour cela, il faut d'abord durcir la main, les doigts et les poignets; puis apprenez à placer les doigts dans les positions indiquées, en le faisant rapidement comme un mouvement normal de la même chose.

Dans le chapitre sur la préparation des mains, j'explique en détail les exercices spéciaux visant à préparer vos mains à cet entraînement de frappe brutal dont nous avons besoin pour que les mains et les doigts répondent de manière appropriée; n'essayez pas de sauter la préparation de vos mains, ce serait contre-productif.

Il y a des gens qui par naissance ont des mains fortes, mais leur force n'est pas adéquate pour ces impacts, donc, tous mes lecteurs devraient sans excuse ni prétexte, s'entraîner correctement avant d'entrer pleinement dans la pratique de ces connaissances.

Karaté frappe avec le coude

Dans le vrai karaté, les coudes sont également utilisés pour frapper; Par conséquent, aujourd'hui, je présenterai à mes lecteurs la connaissance d'une nouvelle ressource, dans laquelle, comme indiqué précédemment, des coudes sont utilisés; Ce coup est très puissant, il porte le poids de celui qui le donne et ses résultats sont comme tous les coups de Karaté, dévastateurs.

Dans les illustrations du graphique, il y a des dessins de certaines de ses formes d'application et de formation; Étudions-les attentivement et mettons-les en pratique.

L'entraînement classique des coups de karaté se fait contre un Makiwara, qui est une planche doublée de matériaux souples, fermes et résistants, mais je conseille de sortir quelque peu de ce classicisme et de s'entraîner contre un sac comme ceux utilisés par les boxeurs lors de leurs pratiques. Puisqu'il a l'avantage sur le Makiwara, il est complètement passif.

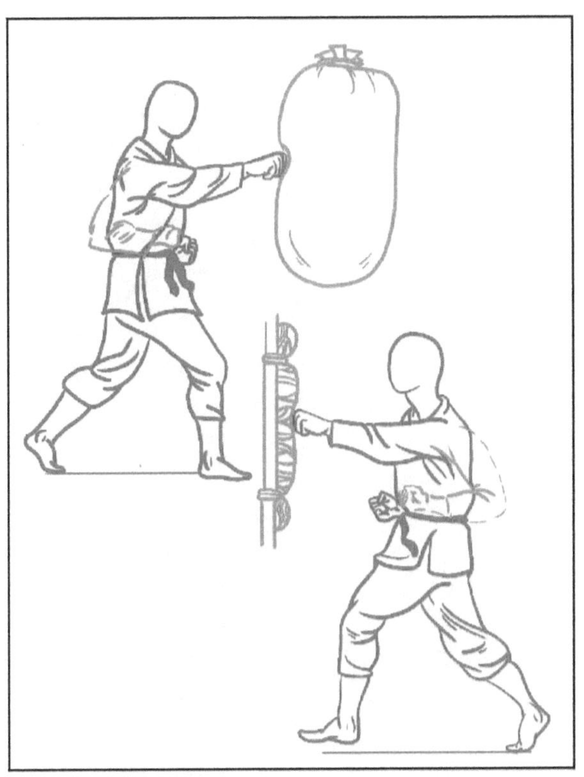

Mais, enfin, si cela semble meilleur au lecteur, vous pouvez l'utiliser; son but bien connu est de durcir, de viser, de frapper et de perfectionner les mouvements.

Alors que ce soit avec le sac ou le Makiwara, commençons l'entraînement formel de frappe.

Les premières séances doivent être extrêmement légères, sans être utilisées à fond, pour éviter d'éventuelles blessures; à mesure que le durcissement est réalisé, la puissance des coups augmentera, pas avant; rappelez-vous que dans la lente assimilation est le succès.

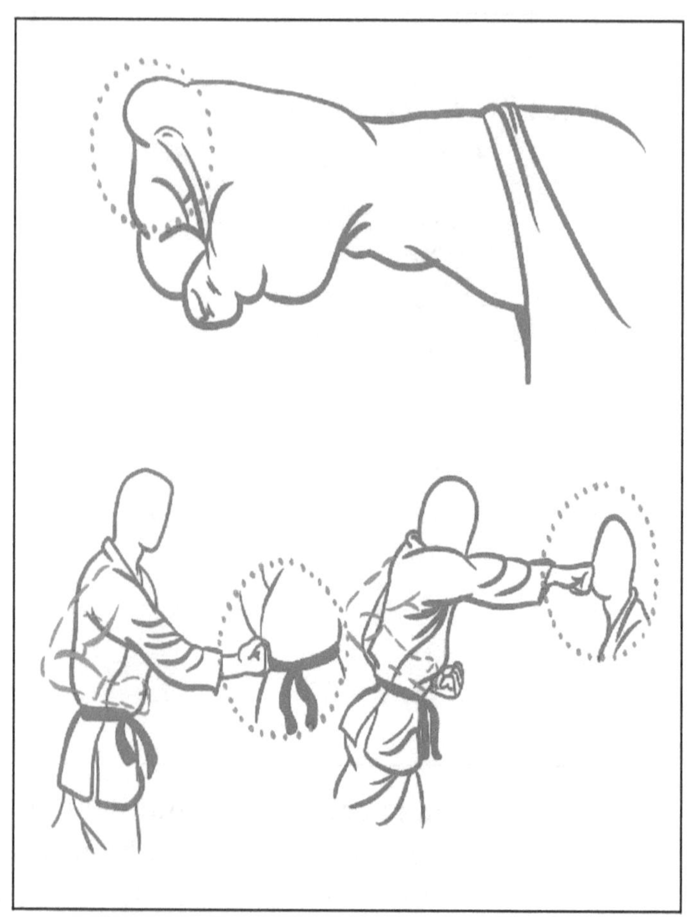

La frappe avec le coude est utilisée dans les combats courts et rapprochés; son impact va à l'encontre des lieux préalablement identifiés et formés; Inutile de dire que le lecteur est confronté à des coups extrêmement douloureux.

Pour votre entraînement formel, tenez-vous devant le sac à la distance dont votre coude a besoin pour entrer en contact, et vous devez être parfaitement debout, équilibrant votre poids corporel afin de ne pas perdre ne serait-ce qu'un iota d'équilibre; Lors de la frappe, aidez-lui à donner plus de force avec le ressort de taille, en supportant le poids du corps et en le portant avec le coude; lors de l'impact, il retournera immédiatement à son point de départ.

Ne pas avaler en frappant et perdre l'équilibre ou la distance; Pratiquez l'impact du coude à partir de différents angles de départ, soit en plaçant le poing vers le haut en position horizontale ou en diagonale, en pointant le poing vers le bas, toujours à la recherche d'une meilleure visée et d'une plus grande cohérence.

Pour être efficace, il faut pratiquer quotidiennement la mise au point des détails, sans négliger le moindre.

Karaté punch avec le poing

En Karaté, il y a un coup qui est porté avec un poing fermé, disons égal aux coups de boxe, contrairement au nôtre a des effets plus puissants; pour cela, le poing de la main s'utilise avec les doigts parfaitement fermés, terminés par le pouce, qui passe sur l'index et le majeur, pour plus de cohérence.

Regardez attentivement la bonne façon de fermer la main, qui est illustrée dans le graphique suivant, et passons à l'entraînement de ce coup, qui, selon les canons de karaté, devrait être pratiqué contre un Makiwara, mais j'ai modernisé cet aspect en recommandant l'utilisation d'un sac d'entraînement de boxe. Eh bien, à un endroit ou à un autre, l'essentiel est de le pratiquer de manière exhaustive jusqu'à ce qu'il soit parfaitement fait.

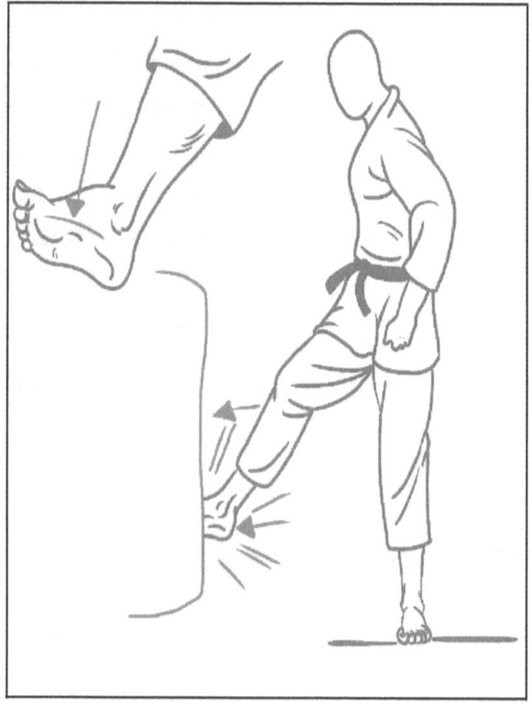

Pour votre compréhension, étudions le graphe dans lequel apparaissent deux personnages entraînant ledit coup, dans l'un on voit le sac, dans l'autre le coup est contre un Makiwara; Il s'agit d'un panneau épais solidement fixé au sol, doublé dans la partie où vous vous entraînez, avec un matériau qui peut être du henequen ou une fibre similaire, puis doublé de bandages en tissu adhésif pour lui donner du corps.

Revenant au point qui nous intéresse, le coup sort de la position de garde, c'est-à-dire à hauteur de sa ceinture, la main avec son pouce pointé vers le haut; pour frapper le poing est avancé, en faisant un mouvement de tire-bouchon, de sorte qu'en atteignant sa destination et en établissant le contact, le poing est tourné vers le bas, pointant le pouce vers le sol; Ce mouvement de tire-bouchon est essentiel, car c'est précisément là que se situe la pointe du coup.

Pour fixer le placement exact et la course du bras, commencez par vous entraîner devant un miroir, et lorsque ce coup se passe bien, procédez à son exécution contre le sac en contact, en recherchant à chaque fois que le coup est plus fort, en prenant bien soin des premiers jours; Afin de ne pas vous blesser les mains, il est conseillé de les bander en suivant la technique utilisée par les boxeurs. Les jambes doivent être solidement posées sur le sol, afin que l'impact soit plus solide et sûr.

Avec la pratique précédente, les mains deviennent trop dures et perdent leur capacité de travail manuel; par conséquent, si le lecteur travaille avec eux dans leurs activités normales, ils doivent veiller à ne pas les atrophier avec les pratiques auxquelles j'ai fait allusion.

Après chaque séance d'une cinquantaine de coups par main contre le sac, faites l'entraînement dans l'ombre, sans ennemi devant, en corrigeant la silhouette, pour rendre vos mouvements plus propres et plus élégants.

Pour une meilleure compréhension, nous détaillerons les règles, qui sont: premièrement, le placement des jambes devant le sac, solidement assis sur le sol, les genoux légèrement fléchis pour tirer le ressort des cuisses, la taille la plus lâche possible, afin d'obtenir du ressort de elle et prenez le coup plus rapidement; le poids du corps doit être lâché intelligemment à chaque coup pour lui donner une force puissante, mais en prenant soin de ne pas perdre l'équilibre; un katarista doit être un expert pour ne pas partir comme un taureau de combat.

La tête doit avoir le menton rentré, le pressant contre la poitrine pour ne pas l'offrir comme cible; les hommes lâchent, le poing bien fermé, mais pas trop serré pour ne pas se fatiguer.

La fermeture du poing resserre fermement les muscles, gêne l'agilité, affaiblit la puissance du coup.

Ces détails semblent insignifiants, mais ils sont d'une importance capitale, pour laquelle il faut les surveiller attentivement afin de ne pas tomber dans des vices qui pourraient nuire aux pratiques ultérieures.

Souvenons-nous maintenant du mouvement du tire-bouchon qui, j'insiste, doit être parfait pour nous. Pour ce faire, nous retournons au miroir et au ralenti nous observerons attentivement comment se fait ce tour; ce mouvement de la colonne vertébrale doit être soigneusement élaboré.

Pour reposer la main des coups, le lecteur exécute les exercices d'ombre illustrés dans le graphique, qui relâchent la tension et servent à créer le blocage aux coups de ce type; Je recommande à mes lecteurs d'étudier mon livre sur la boxe, puisqu'il explique en détail les différentes formes de blocage aux coups de boxe, cela les aidera à mieux comprendre la technique du blocage; pour l'instant, nous allons nous concentrer sur le marquage des exercices avec un partenaire, en bloquant les coups auxquels nous nous sommes référés, en les arrêtant d'un poing fermé ou en les déviant avec une barre oblique vers l'extérieur et vers le bas; Cette formation doit se faire d'un commun accord, sur la base du seul marquage des coups sans impact, car cela entraînerait des blessures mutuelles, et ce que nous essayons de faire, c'est d'apprendre; pratiquez donc avec le plus grand soin,

Lorsque vous relâchez le coup, visez l'endroit où vous voulez toucher la cible et assurez-vous qu'elle l'atteint exactement.

Tel est l'objectif de la pratique intense à laquelle ils doivent se soumettre.

Couper avec le pied

Dans ce chapitre, je présenterai une autre ressource intéressante sur le judo: utiliser le pied comme coupure, pour abattre, protéger ou attaquer.

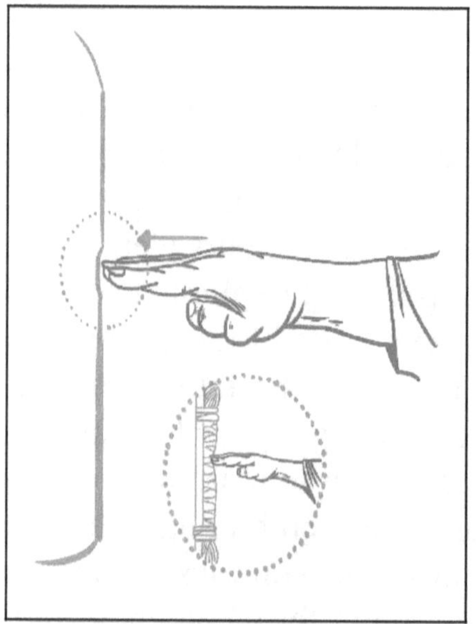

Dans le graphique, l'emplacement exact du pied qui est utilisé pour appliquer la coupe est illustré, présentant sa forme d'entraînement.

Afin de parvenir à une maîtrise absolue de cette ressource, nous avons besoin d'une longue pratique similaire à celle utilisée pour entraîner la coupe à la main.

Par conséquent, le candidat doit se résigner à travailler pendant au moins un an pour pouvoir apprendre l'application exacte de la coupure au pied.

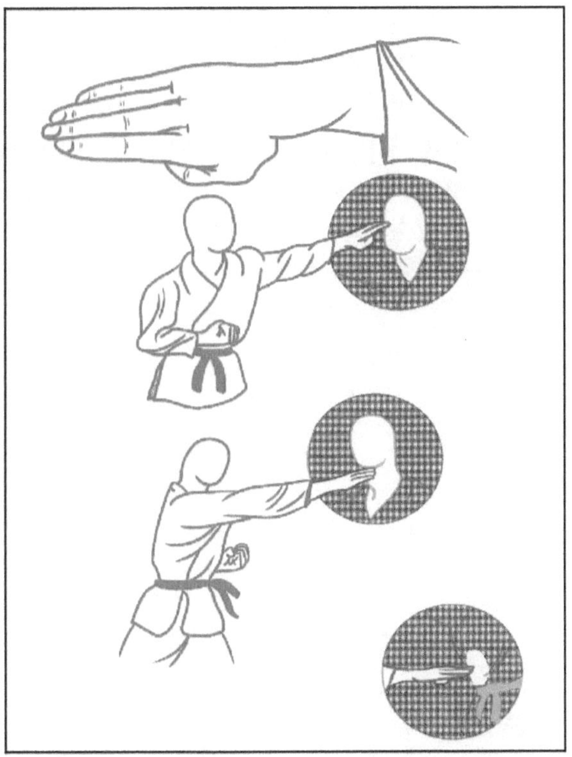

La première chose à faire est d'essayer de renforcer le pied et la cheville en faisant l'exercice suivant: debout au garde-à-vous, soulevez votre corps sur la plante des pieds en le balançant à cet endroit; faîtes cet exercice au moins cinquante fois par jour.

Ensuite, nous pratiquerons le coup contre un sac comme celui que les boxeurs utilisent dans leurs entraînements, en prenant les premiers coups avec des chaussures de tennis, afin de préparer et d'habituer le pied aux chocs.

Lorsque vous vous sentez fort à cet égard, l'entraînement se fera pieds nus; La bonne façon d'appliquer ce coup est, en même temps, rapide, précise, énergique et continue avec une forte poussée, dans laquelle tout le poids du corps sera porté pour déplacer le sac d'entraînement, de sorte que lorsqu'il est appliqué contre le compagnon, il est facilement renversé quel que soit son poids ou sa taille.

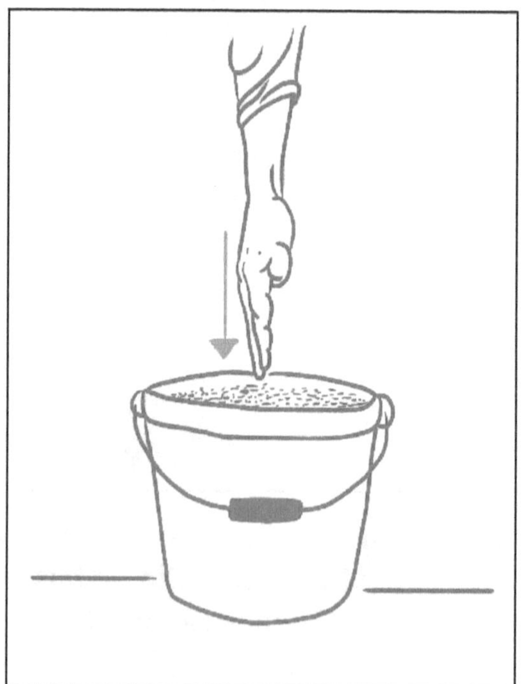

Comme indiqué dans le graphique, le sac doit être frappé avec un pied tout en maintenant l'équilibre, en alternant les coups jusqu'à maîtriser simultanément le coup de barre et le contrôle de l'équilibre.

Diminuer ou augmenter la hauteur du sac, afin de pratiquer les coups à différentes hauteurs, en libérant l'impact sous différents angles, toujours très rapidement, en remettant immédiatement le pied à sa place.

Je le répète, le coup doit être très rapide, sec et fort, suivi d'une poussée, en prenant soin de garder l'équilibre, en ramenant rapidement le pied à son lieu de départ; tout cela en une fraction de secondes.

Je mets un accent particulier sur le maintien de l'équilibre à tout prix, car un bon tir est inutile si vous perdez, même momentanément, l'équilibre à plomb que nous devons maintenir lors des escarmouches; essayez ce qui précède des centaines de fois, assurez-vous que vos yeux n'indiquent pas vos intentions autrement; La pratique vous apprendra à connaître avant l'exécution, le mouvement que le contraire prévoit, cela peut être deviné dans le regard, dans la manière de se tenir devant vous, par conséquent, je recommande d'étudier ces petits, en même temps de grands détails , qui sont la base du succès en Karaté.

Maîtriser le coup du pied est d'une importance capitale, comme on le verra plus loin, lorsque nous entrons dans des ensembles qui nécessitent l'utilisation de cette ressource; par conséquent, il est nécessaire de l'apprendre à fond.

Poinçon de karaté avec le bout des doigts de la main

Une grande ressource de ce sport est d'utiliser le bout des doigts des mains pour délivrer un coup sec et localisé sur un point vulnérable.

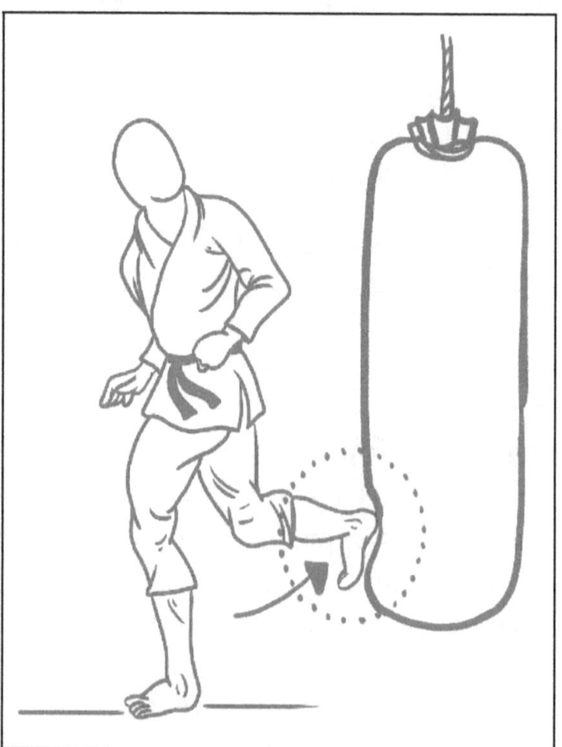

Étudiez attentivement le graphique, dans lequel apparaît une main s'entraînant sur un Makiwara et contre un sac; Cet entraînement peut se faire indistinctement contre l'un ou l'autre, la chose intéressante est de bien le faire.

Les classiques conseillent de faire les premiers entraînements en collant du bout des doigts dans un récipient contenant des lentilles, de la sciure de bois, etc.

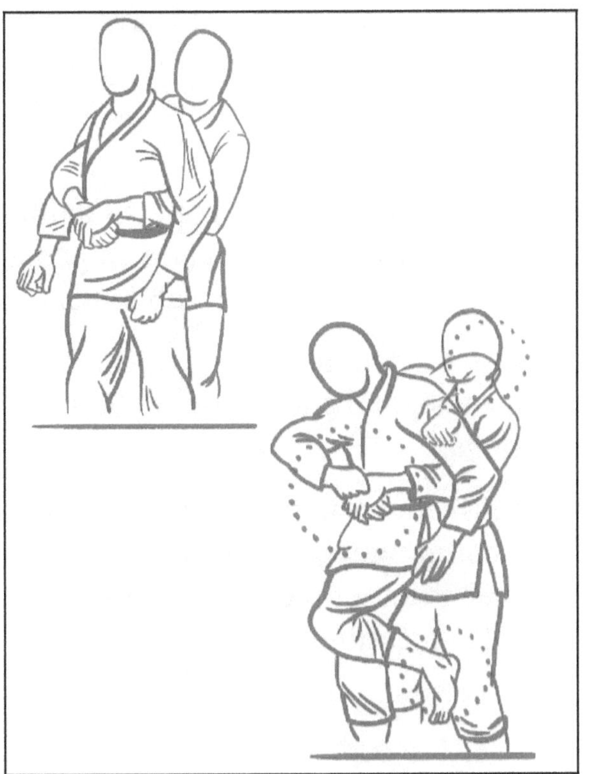

Qui se déplacera sur les côtés permettant à votre main de glisser entre eux.

Je recommande cette pratique contre le sac, d'abord avec peu de force, en le touchant à peine, en augmentant le coup en force au fur et à mesure que vos doigts durcissent et résistent aux chocs; Lorsque votre main aura durci sous les coups vous remarquerez que vos doigts sont plus forts et plus résistants et vos coups de plus en plus précis.

À ce moment-là, nous commencerons à chercher le but, en dirigeant les coups avec la précision de l'arpenteur, vers les points où ils devraient frapper; ces points sont illustrés dans le graphique suivant.

Comme vous pouvez le voir, il s'agit des yeux, de la noix de la gorge, du cou en général, ainsi que des parties molles de l'abdomen.

Ce coup est brutal lorsqu'il est bien fait; ses résultats, selon l'endroit où il atteint la cible, sont écrasants.

Par conséquent, je recommande la prudence pour votre entraînement, et votre pratique contre un partenaire doit être étroitement surveillée pour éviter les blessures.

En bref, la pratique de ce coup doit être faite exactement de la même manière que celle que j'ai indiquée pour apprendre le coup de tire-bouchon avec un poing fermé, car dans ce cas il n'y a pas de possibilité de se blesser à la main, bien que le coup favorise d'éventuelles blessures aux doigts. qui peut aller d'une simple torsion à une fracture; Par conséquent, j'insiste pour prendre les choses calmement, en durcissant préalablement la main avec des exercices de préparation de la main, puis en prenant progressivement l'entraînement contre quelque chose de difficile.

Atteindre ce coup prend beaucoup de temps, au moins un an, donc le lecteur devra rassembler beaucoup de patience et travailler lentement, mais sans repos, pour durcir ses mains, ses doigts et ses poignets, pour pouvoir compter dans son répertoire de coups ce connaissance efficace.

Lorsque le coup décrit est dirigé vers les yeux de l'adversaire, les doigts doivent s'ouvrir en V, deux de chaque côté, auriculaire et anneau ensemble d'un côté, et le majeur avec l'index du côté opposé, formant une lettre V.

Il faut prendre soin de ce coup, car ses résultats seuls prouvent sa dangerosité.

La figure suivante nous montre une étrange méthode d'entraînement, qui consiste à utiliser un récipient rempli de lentilles, où la main est coincée comme un couteau; Cela sert à durcir les doigts, les préparant à être utilisés dans cette ressource de karaté unique.

Frappe du talon de karaté

Je présente à mes lecteurs une autre ressource de Karaté, qui consiste à utiliser le talon; pour cela, il est également nécessaire de durcir ladite partie du pied, en la préparant à porter des coups violents.

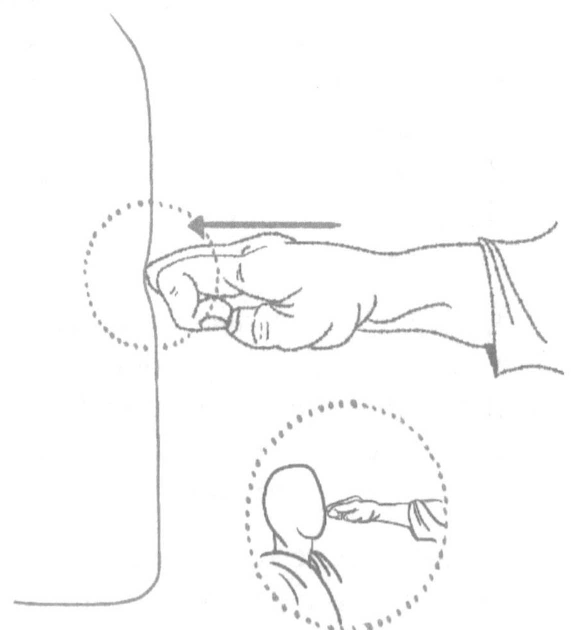

Dans le graphique, je présente la manière d'entraîner ce coup, qui peut être fait contre le Makiwara dont nous avons tant parlé, ou d'utiliser le sac d'entraînement du boxeur; Les deux aideront le lecteur à obtenir du punch, donneront de la force et de la dureté à son talon afin qu'il résiste stoïquement aux chocs et puisse plus tard être utilisé comme une arme.

Ce coup est donné avec force, emportant avec lui tout le poids du corps; Il est exécuté rapidement, cherchant à viser sans perdre l'équilibre, ou déséquilibré, ramassant immédiatement la jambe pour l'amener à son point de départ, tout cela doit être fait en une fraction de seconde.

La trajectoire du coup doit être diagonale, étudiée, élégante, sans la confondre avec une parade vulgaire, mais plutôt comme une poussée parfaitement calculée qui portera, comme indiqué précédemment, une grande force dans son impact et une visée précise; Par conséquent, nous commencerons à partir de ce moment sa pratique jusqu'à atteindre une maîtrise parfaite de ce trait.

Cher lecteur, soyez votre juge le plus exigeant, en regardant attentivement vos mouvements, d'abord devant un miroir, puis dans l'ombre, et enfin en frappant brutalement le sac; Si vous considérez que vous avez déjà appris à cent pour cent, ce coup, alors nous pouvons parcourir le chapitre, pas avant, car ce serait nuisible.

N'oubliez pas qu'exécuter un coup de karaté mal fait ou mal appris, c'est autant ne pas le savoir.

Nous allons maintenant utiliser les connaissances précédentes de manière pratique, en les utilisant comme un moyen de sortir de la prise, avec laquelle le graphique est illustré, dans lequel, comme le lecteur peut l'apprécier, il sert de sésame ouvert pour libérer la prise.

Étudions attentivement les dessins du graphique susmentionné et passons au tapis d'entraînement pour pratiquer la contre-prise et sa sortie, en profitant de deux coups de karaté portés avec le talon sur le genou de l'attaquant, avec lesquels nous lui ferons relâcher la pression de ses bras , moment que nous utiliserons au moyen d'une torsion de la taille, d'abord vers l'avant, puis brusquement sur le côté, pour desserrer ou semi-desserrer suffisamment pour qu'avec le coude, nous frappions grossièrement le maximum inférieur de l'attaquant, avec lequel nous pouvons facilement sortir de son étreinte .

Poinçon de karaté avec les articulations des doigts

Le karaté a une ressource peu connue, mais comme tout ce sport, extraordinaire dans ses résultats.

C'est un coup qui est donné avec le bord des phalanges, avec le poing semi-fermé, comme indiqué dans le graphique suivant, dans lequel la façon d'utiliser cette partie de la main est dessinée pour délivrer des coups vifs concentrés en points névralgiques faible.

Eh bien, ce coup, en raison de sa rareté en soi, nécessite une étude encore plus adéquate si vous voulez obtenir les rendements pour lesquels ils ont été conçus.

Son entraînement nécessite les mêmes directives recommandées pour les coups ci-dessus, c'est-à-dire que sa pratique doit être faite contre le Makiwara ou contre le sac d'entraînement, ce que je recommande précisément.

Pour commencer, il faut apprendre à présenter la main en la mettant lourdement armée, les doigts pliés, présentant les phalanges des phalanges devant; le pouce sera plié sur les ongles, assurant sa bonne posture; le coup est donné de manière rectiligne, suivant une forme similaire à ce qu'on appelle en boxe jab ou croix droite; son objectif principal est de s'écraser contre la base du nez ou contre les dents; ses impacts se fanent, car ils détruisent.

Votre entraînement doit toujours augmenter, vous obligeant à supporter des impacts de plus en plus importants, car vous remarquez que votre main se durcit et tient ce train d'entraînement.

Ce n'est pas un coup dévastateur avec force comme celui du poing fermé, il est utilisé pour harceler les points faibles.

Comme il faut bien l'apprendre, je recommande de pratiquer d'abord comme d'habitude, devant un miroir, puis avec des exercices d'ombre, en recherchant la facilité, le placement et le style, et enfin, je recommande de s'entraîner en frappant pour acquérir du punch à cet égard; Je dois préciser que le coup de poing est un don de la nature avec lequel certaines personnes sont nées, mais il peut être obtenu par des coups constants contre le sac.

Je recommande maintenant à mes lecteurs de se rendre sur leur lieu d'entraînement et de mettre en pratique l'entraînement de ce coup, jusqu'à ce qu'ils l'aient bien exécuté et parfaitement assimilé à leur richesse de nouvelles connaissances sur notre sport.

Donnez-moi un levier et un point d'appui et je ferai bouger le monde

Levez-vous, prenez votre petit-déjeuner, étudiez ou allez travailler, revenez faire des prises, des squats, des biceps au gymnase; Il le répète sûrement tous les jours, c'est-à-dire pour s'entraîner, n'est-ce pas? Mais que penseriez-vous si je vous disais que la raison pour laquelle les gymnases ont été conçus est complètement différente de ce qu'elle est aujourd'hui.

Pour mieux exprimer ce concept, nous allons décomposer le mot gym.

Du grec gymnase signifie un endroit où aller nu.

On pourrait dire que le mot est un temple où les gens se libèrent ou trouvent leur âme pour grandir.

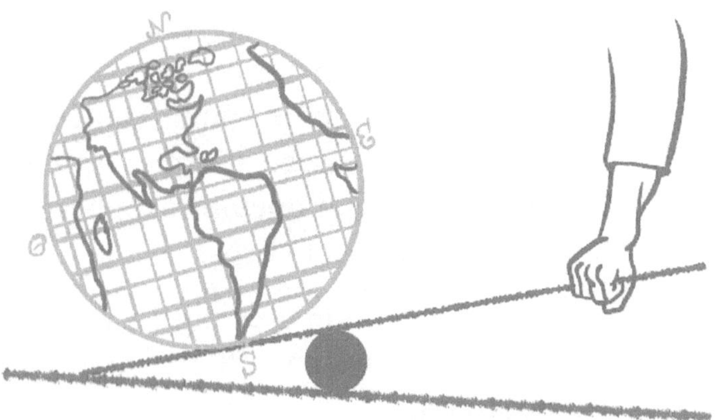

Le mot gymnase de la Grèce antique et décrivent
un lieu de sports, d'arts et de sciences dans
l'Antiquité, aussi humble soit-il, qui peuvent
contribuer à cultiver leur physique des parts
d'éducation des jeunes également dans ces
complexes qui incluent des sujets pour exercer à
la fois le corps, ainsi que l'enseignement de la
musique, de la grammaire, de la philosophie et
de la peinture.

De nombreux gymnases avaient une
bibliothèque, en fait elle est généralement
entourée de grands jardins où les disciples
écoutaient les professeurs des philosophes.

Mais le gymnase était bien plus qu'un endroit pour faire du sport, c'était aussi un lieu de rencontre pour pouvoir parler de ce qui est spirituellement et surtout devenir plus sage pour obtenir beaucoup de connaissances, peut-être par ce terme de la Grèce antique; les enfants et les garçons ont suivi une philosophie et ont pris grand soin de leur corps.

Procurer une aide précieuse à la formation intellectuelle comme ils ne le sont plus aujourd'hui.

C'était une partie très importante de la vie quotidienne, car les gens recherchaient la réflexion non seulement en faisant des exercices mais aussi en lisant, en étudiant, en composant, en observant.

Évidemment, ce sont d'autres moments et cela a beaucoup changé ...

La plupart des athlètes dans le gymnase en dépendent uniquement en tant qu'espace physique et des machines qui le composent, il se limite également à suivre des instructions en prenant un peu d'apprentissage et des outils pour construire leur physique en tant que personnes.

Une division s'est créée où les musclés critiquent les intellectuels et les intellectuels les musclés; quand l'histoire montre que celui qui soulève des poids était aussi capable que celui qui feuilletait des livres.

Par exemple, le muscle est très bon, mais si par exemple vous réalisez que je le vérifie, ils peuvent vous aider à éviter les blessures lors du levage d'une charge lourde, dans votre vie quotidienne ou à protéger les mauvaises forces lors de l'exercice, la force pour mieux performer, imaginez Or, dans ces moments-là, un intellectuel ne vous arrivera pas, ou par exemple un livre qui vous dit quoi faire correctement.

Comment profiter de son corps?

Vous ne savez profiter de cet endroit qu'avec leurs connaissances actuelles si vous regardez à travers l'histoire, ces personnes qui sont allées aux gymnases ne sont pas allées seulement pour l'espace physique, mais pour les connaissances et les conseils des enseignants.

Évolution; Je suis comme on n'écrit plus sur les papyrus, les cas actuels ne sont pas des centres d'apprentissage comme aujourd'hui il est difficile d'imaginer des gymnases qui abritent de l'espace pour les poètes, les médecins, les musiciens, si l'histoire du gymnase commençait ainsi, comment imaginerais-tu l'avenir des gymnases ...

En raison des quarantaines ou des croyances des gens, aujourd'hui les gymnases ont été fermés indéfiniment, on ne sait pas s'ils seront les mêmes ...

Peut-être que grâce à des hologrammes d'entrée qui n'ont pas la forme dont les machines dont nous savons déjà avoir besoin, continueront d'évoluer et les applications tripleront en nombre.

De quelle manière imaginez-vous le futur alors?

À l'intérieur de la maison, tout le monde veut installer une salle de sport, et ils pensent devoir acheter des machines, des tapis, etc. ...

Quand vraiment une salle de sport est à la fois un lieu de sport, comme cet endroit où l'on prend pour parler, lire, écrire, etc. Si vous vous demandez à quoi ressemble une vraie salle de sport, il suffit de comprendre que celui qui ne compose que de la musique, ou qui dessine, et celui qui soulève plusieurs kilos exerce les deux, donc, il n'est pas impossible de mettre un Dojo, un Temple, ou moins un Gym chez soi .

Notre part, cher lecteur, sera que nous garderons vivant le concept de la vraie salle de sport et ce n'est pas simplement une utopie de travailler dans une culture qui non seulement entre les muscles, mais aussi de réfléchir à la façon dont il bouge, que ce soit avec ses corps la connaissance des goûts personnels comme un exercice de l'esprit et c'est dans le temps de son processus de complicité exposé par nous et si votre passion importante est pour la machine la plus importante; notre corps le vrai temple.

Celui qui dit: "Je n'ai pas le temps d'aller au gymnase" devrait avoir le temps de regarder autour de lui ...

Flying Kick (Authentique)

Je présente aux lecteurs cette ressource passionnante de notre sport qui est illustrée dans le dessin du prochain graphique.

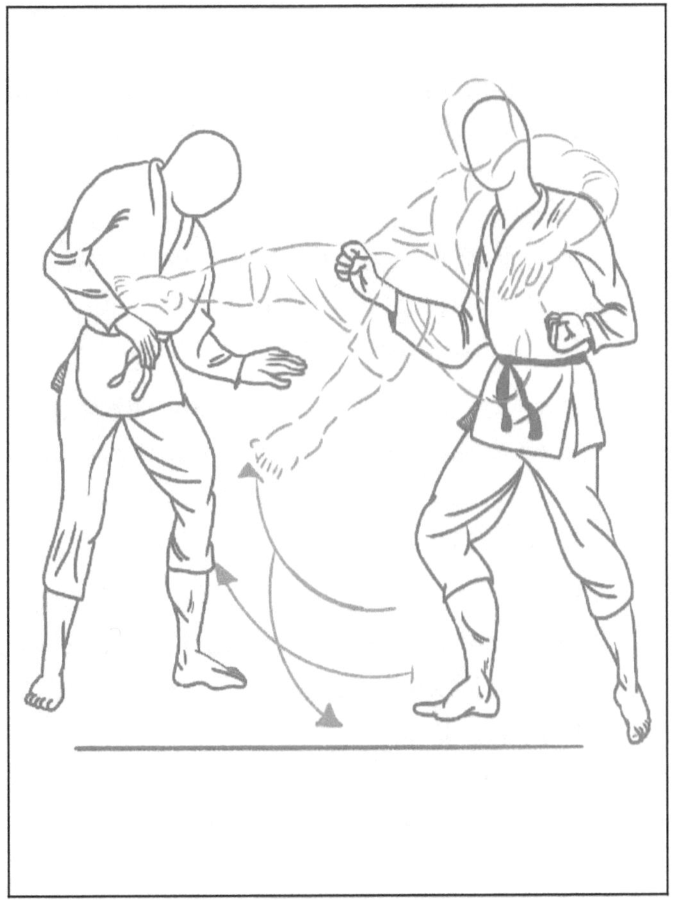

Sa réalisation nécessite une grande agilité, un entraînement constant et une vitesse féline.

Dans les matchs purement sportifs, il est utilisé pour donner de la couleur et de la joie à l'escarmouche, en particulier certains complètement "irréels".

Il n'est pas conseillé de l'utiliser comme défense personnelle ou dans des combats de rue, car ses résultats pourraient être contre-productifs.

Pour maîtriser le vrai coup de pied volant, vous devez vous entraîner devant le sac, en suivant les instructions suivantes: Avancez légèrement la jambe à frapper; sauter, aussi haut que possible, lancer le coup de pied avec un mouvement brusque, qui émanera précisément des hanches; Penchez légèrement votre corps en arrière, touchez la cible marquée et tombez immédiatement sur vos gardes.

Il va sans dire que cela peut s'appeler un coup de pied de kangourou car il s'agit principalement de sauter en poussant la taille, le pied ou les pieds vers la cible, comme une fente.

Essayer de tomber debout à la place précise qu'il avait en partant; J'ai amorti la chute avec une légère flexion du genou vers l'avant, faisant ressortir la chute avec les cuisses, contrôlant ainsi son équilibre, faisant en sorte que l'équilibre reste en contrôle absolu.

Sauter en hauteur aide à maîtriser cette ressource qui n'est pas facile à réaliser, car elle nécessite, comme tous les mouvements de karaté, de longues années d'entraînement fastidieux, mais cela en vaut la peine car toute la sueur et le temps qui sont brûlés dans la salle de sport , il se traduit par une santé, un bien-être physique et mental ainsi qu'une amélioration sportive; par conséquent, je recommande à mes lecteurs de commencer à partir de ce moment dans l'apprentissage de ces connaissances qui rapporteront des dividendes si utiles.

Commençons à nous entraîner devant le miroir, puis nous passerons à l'entraînement à l'ombre, en nous entraînant seuls, afin d'atteindre le style et la vitesse nécessaires; De là à frapper l'entraînement contre le sac, à la recherche de but et de précision, et ce n'est que lorsque cette ressource est bien assimilée que nous commencerons à la pratiquer contre un partenaire dans l'apprentissage des escarmouches.

Comme dernière recommandation, il faut garder la bouche bien fermée. Alors, passons immédiatement à notre salle de sport et commençons la pratique référée.

L'ASSIMILATION TOTALE ET CORRECTE DES LANCES DES CHAPITRES SUIVANTS, REQUIERT BEAUCOUP DE PATIENCE.

Souvenez-vous que:

"La patience est la mère de toutes les sciences."

Entraînement à la frappe de karaté

Le graphique illustre quatre coups de poing de karaté entraînés contre un sac d'entraînement de boxe.

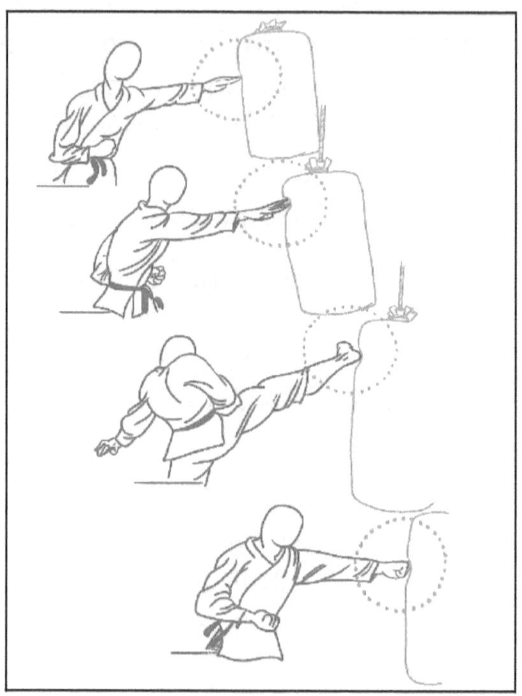

Les classiques du karaté font cet entraînement contre un Makiwara, mais je trouve plus d'avantages dans le sac, donc je le recommande, bien que je m'éloigne des canons traditionnels.

Les principaux avantages sont: que le sac a du volume, du poids, de la mobilité, une forme humaine, en plus de cela, c'est un accessoire qui peut facilement être acheté dans les magasins d'articles de sport.

Eh bien, que ce soit contre l'un ou l'autre accessoire, l'important est d'entraîner avec force et persévérance les connaissances que je détaille dans ce petit traité.

Les premiers jours de pratique, vous devez frapper légèrement, à la recherche de facilité, de but et de règlement; Au fur et à mesure que leurs doigts, mains et pieds s'y habituent et durcissent, la frappe deviendra plus dure, fixant leurs impacts plus solidement, en prenant soin de ne pas se blesser.

Certains aspirants, dans leur logique de voracité initiale, se précipitent, obtenant ainsi des fractures, des luxations, etc. Pour cette raison, je recommande au lecteur d'aller lentement, mais sans pause, en durcissant petit à petit.

Souvenons-nous qu'un expert en karaté a besoin d'un minimum de cinq ans d'entraînement constant pour mûrir.

Après les recommandations précédentes, nous passons devant le sac et nous commencerons nos pratiques.

La figure du haut montre le coup qui est délivré avec le bout des doigts, qui est dirigé contre les points les plus vulnérables de l'adversaire, tels que les yeux et le plexus solaire, de sorte que l'entraînement dans le sac sera contre les dessins de ceux-ci endroits que nous avons faits pour que notre formation soit orientée précisément vers ces points.

Le deuxième chiffre de haut en bas, porte les yeux de l'adversaire à titre indicatif et blanc; le coup est donné avec le majeur et l'annulaire ouverts en forme de «V».

Ce coup est définitif en raison de sa formidable rugosité, il faut beaucoup le pratiquer pour obtenir une facilité dans le placement des doigts, qui, d'un simple mouvement, doivent rester ouverts, formant exactement la lettre "V", aidé par le petit doigt qui va coller au anneau, d'une part, et d'autre part l'index qui renforcera le doigt central ou majeur; Le coup portera la caractéristique d'une fente, avec le mouvement qui se produit en boxe jusqu'au coup connu sous le nom de croix droite, avec ce bras, ou jab avec le bras gauche.

Je recommande de prendre grand soin de votre style, afin que ce cliché soit impeccable, d'être prudent dans votre entraînement et de vous entraîner constamment devant le miroir.

Nous allons maintenant continuer à entraîner le coup de pied illustré dans le dessin suivant de haut en bas. Il semble dessiné dans la manière sportive classique d'utiliser cette ressource, qui cible le plexus solaire de l'opposé, bien sûr il y a des endroits plus vulnérables, comme les testicules; commencez par vous entraîner devant le miroir pour apprendre à vous tenir sur une jambe; atteint ce premier aspect fondamental, aller s'entraîner contre le sac; le coup doit porter une force motrice, émanant des hanches.

Ce n'est pas un coup de pied ordinaire qui se fait en lançant le pied, notre mouvement de karaté commence, comme indiqué précédemment, à partir de la hanche, car c'est ce qui donne de la force à ses impacts; le coup doit être comme l'éclair dans sa vitesse; dès qu'il frappe, il reviendra à son point de départ.

Ce lancer doit être surprenant, précis dans sa visée et extraordinairement rapide, devant porter 60% du poids de notre corps lors d'un crash pour donner plus de force à l'impact.

Enfin, nous étudierons le coup qui apparaît sur la figure ci-dessous, qui est délivré avec un poing fermé, plaçant les phalanges contre le sac; ce coup doit frapper le visage ou la poitrine de l'adversaire, cibles qui doivent être peintes sur le sac pour atteindre le but pendant l'entraînement.

Ce coup dévastateur quitte la position de garde, plaçant le poing plus ou moins à la taille, de là il tire vers l'avant en tordant le bras, décrivant un mouvement de tire-bouchon vers l'intérieur, de sorte que lorsqu'il atteint sa destination, la paume de la main pointe vers le bas; les muscles des épaules doivent être détendus; poignet et avant-bras.

Je le répète, le poing, à sa place de départ, pointera la paume de la main vers le haut, pendant la trajectoire il fera le mouvement du tire-bouchon, de sorte qu'en atteignant la cible la paume de la main pointe vers le bas; Avec l'impulsion du coup, faites pivoter vos hanches, chargeant 60% de votre poids sur votre bras; Pour augmenter la puissance du coup de poing, frappez avec les phalanges de l'index et du majeur et revenez immédiatement à votre position de départ d'origine.

Avec les explications précédentes, commencez votre pratique quotidienne, en cherchant à chaque fois à frapper avec plus de visée, de précision et de force.

La cohérence de l'entraînement vous donnera le coup de poing indispensable, étant recommandé de panser les mains et les poignets pendant les premiers mois, pour éviter les luxations; Il est également pratique de pratiquer ce coup devant le miroir, afin de corriger sa position, sans oublier de s'entraîner constamment à l'ombre afin d'obtenir du style, de l'aisance, une sensation d'équilibre, de distance et de vitesse.

Serrures

Une phase très importante consiste à apprendre à bloquer les coups, à les dévier avec des coups de l'avant-bras.

Ces ressources sont illustrées dans les dessins du graphe, que nous étudierons en détail en théorie, dans lesquels son but est facilement appréciable, qui est de dévier les coups directs sur le corps, qui sont bloqués avant qu'ils n'atteignent leur destination.

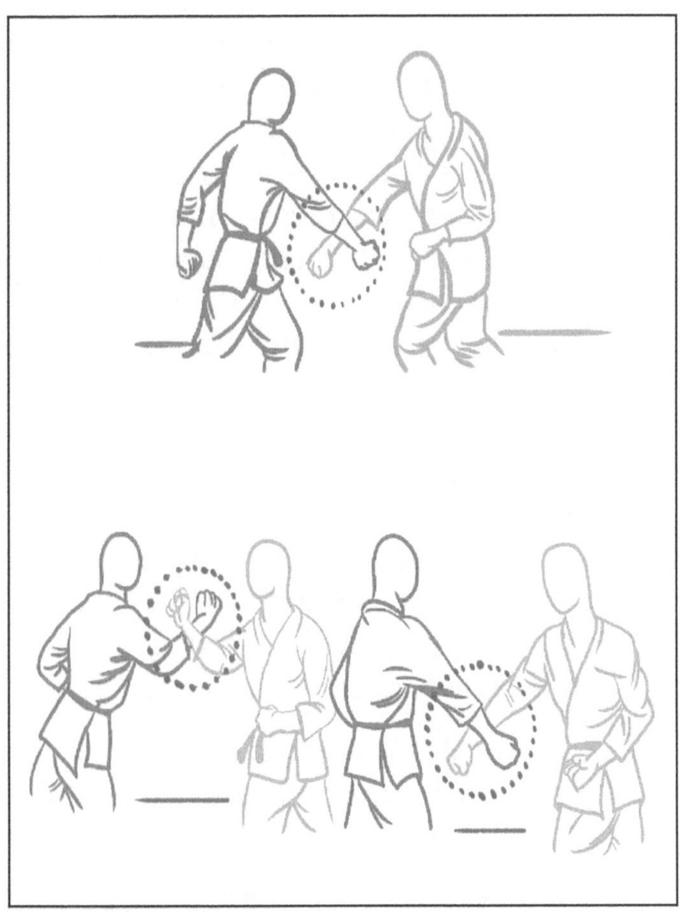

Cet entraînement est assez rude, il fait mal aux avant-bras les premières fois, mais sa pratique constante parvient à durcir les muscles, faisant perdre quelque peu la sensation douloureuse; cela ne fait certainement pas de l'étudiant Fakir.

Mais cela vous fait perdre la peur de la douleur en créant une routine saine qui durcit les muscles et l'esprit à un point tel que la douleur passe presque inaperçue.

Eh bien, entraînons d'abord les mouvements de blocage devant le miroir, qui seront toujours suivis d'un mouvement de déviation vers l'extérieur du coup de l'adversaire; Lorsque ces blocs fonctionnent bien dans le miroir, nous continuerons à les entraîner à l'ombre, en cherchant à effectuer les mouvements très rapidement; De là nous continuerons à pratiquer contre le sac, afin d'habituer nos avant-bras aux impacts, et enfin, l'entraînement sera formel, contre un partenaire, les premières fois portant le bloc ou les blocs à effectuer par défaut, marquant en mouvements Au ralenti le lieu exact de l'impact et la manière d'utiliser la force latéralement, pour dévier le coup en liant, pour ainsi dire, au contraire avec le blocage-poussée continue, qui ouvre immédiatement un grand espace dans la garde du attaquant.

Lorsque l'endroit exact de blocage aura été trouvé, nous commencerons la pratique en augmentant la force, la vitesse et les impacts.

Enfin, nous effectuerons l'entraînement avec la rugosité nécessaire pour nous familiariser pleinement avec la rugosité de ce beau sport.

Il est pratique que dans ce type d'entraînement, des partenaires de tailles, de poids, de réflexes, etc. différents alternent pour que le blanc soit plus complet, car il n'est pas avantageux de toujours utiliser le même partenaire, car nous prendrions la mesure en quelques séances d'entraînement. , tombant ainsi dans une routine de réflexes égaux; De plus, il est conseillé de faire des entraînements sur les sites les plus variés: plat, incliné, rugueux, glissant, mouillé, etc., pour habituer nos réflexes à réagir fortement sur n'importe quel terrain et contre n'importe quel adversaire.

Avec les recommandations ci-dessus, continuez vos entraînements.

Placement de karaté et mouvements techniques

L'un des éléments fondamentaux de tout sport est de pouvoir marcher en bougeant intelligemment; Dans le nôtre, bouger correctement est fondamental, par conséquent, ce chapitre sera dédié à l'étude de la forme idéale de positionnement et de mouvements visant à obtenir un style sportif raffiné qui facilite le développement substantiel des lancers, des coups, des blocs, etc., qui vous devez connaître et maîtriser un joueur de karaté à la perfection.

Dans le graphique, la figure de l'un des principaux aspects est illustrée, qui est d'être bien debout, fermement appuyé sur la plante des pieds, travaillant dans une position équilibrée, avec le ressort des muscles prêt à travailler.

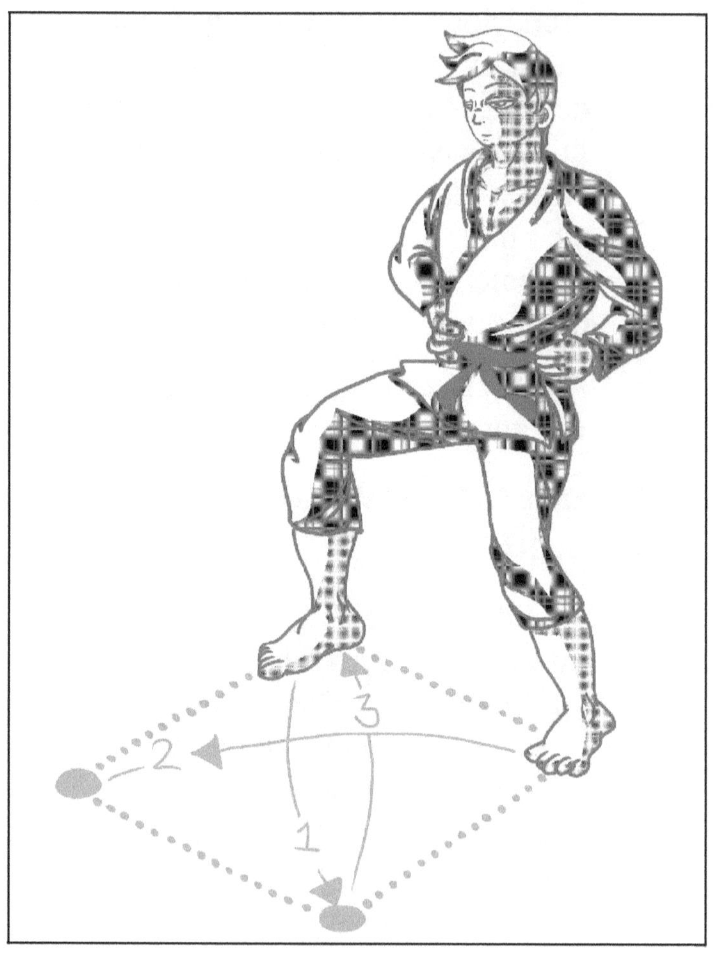

Après avoir réalisé ce qui précède, nous commencerons à apprendre devant un miroir, en nous déplaçant lentement, en changeant la position des pieds comme indiqué par les chiffres et les flèches; La distance qui devrait être entre une jambe et une autre fluctuera en fonction de leur taille, mais elle sera d'environ soixante centimètres, et ils ne devraient jamais se joindre, car cela les ferait perdre l'équilibre et trébucher; les muscles seront légèrement contractés pour avoir du ressort; les mouvements seront harmonieux, coordonnés, lents les premiers jours, cherchant à trouver exactement la bonne position.

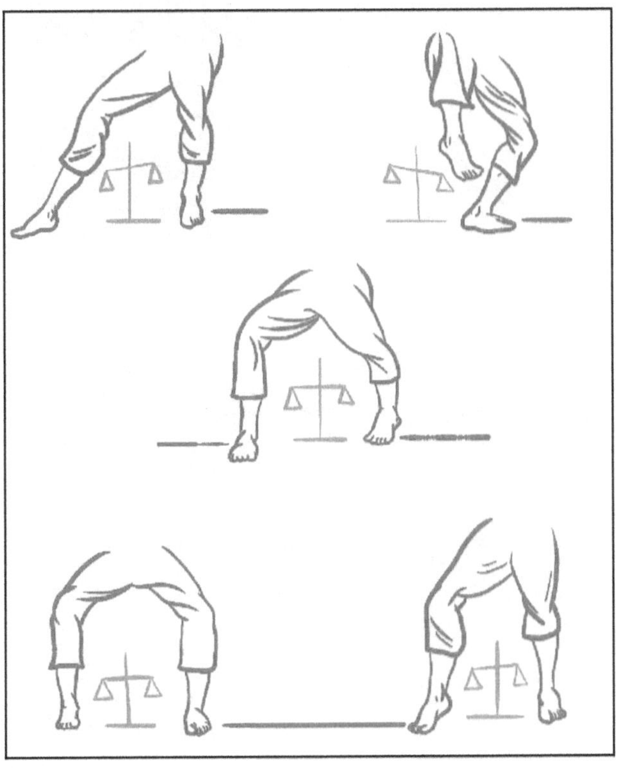

Une fois cela réalisé, nous essaierons de rendre les mouvements de plus en plus rapides, qu'ils n'impliquent pas d'efforts qui deviennent normaux dans leur façon de marcher, ce dernier point étant très important, car leurs mouvements doivent être faits avec la facilité d'un réflexe, sans pensez à l'exécuter.

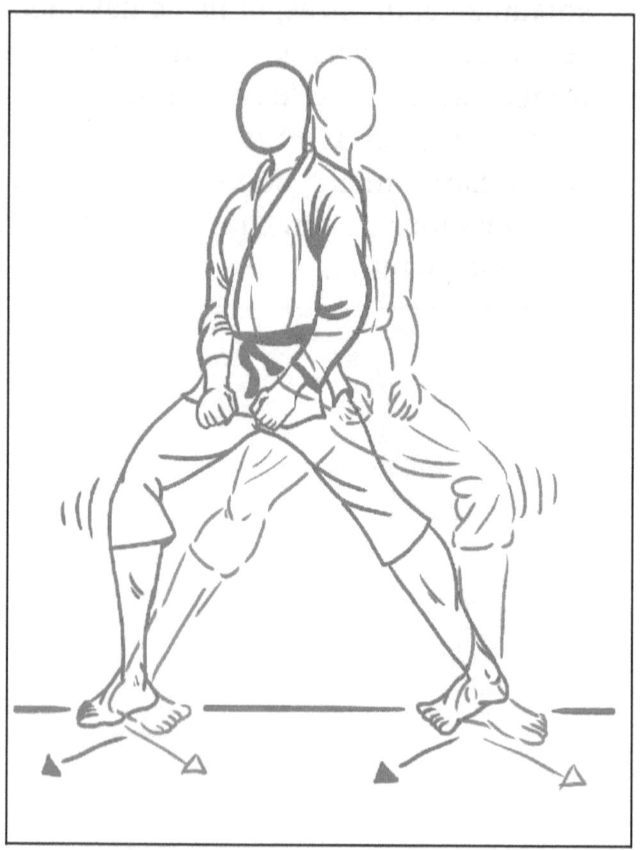

Lorsque ce qui précède aura été réalisé, nous continuerons à étudier les chiffres qui illustrent le graphique, dans lesquels apparaissent certains des mouvements tactiques du Karaté, tendant à s'approcher de la cible, battre en retraite, chercher un appui pour un coup, etc.

Dans tous ces mouvements, l'essentiel est de se déplacer en transférant le poids de votre corps d'une jambe à l'autre, sans altérer l'équilibre que votre équilibre doit garder; La pratique de ces mouvements doit se faire non seulement sur un sol plat et dur, mais elle doit être pratiquée sur tout type de sol, quelle que soit sa forme, inégale, coupée, inclinée, inégale, boueuse, poussiéreuse, etc., car en Nous ne savons pas l'avenir dans quelles conditions ou sur quel type de terrain le lecteur devra se défendre avec sa connaissance du Karaté; par conséquent, nous devons apprendre à nous déplacer intelligemment n'importe où.

Après avoir travaillé devant le miroir, lorsque ses mouvements semblent normaux et que ses réflexes sont rapides, nous répéterons des séances d'ombre.

À partir de la position de départ, commencez votre pratique de la position avant, qui se fait en avançant votre jambe gauche sur une distance d'environ un mètre, en portant environ la moitié de votre propre poids; les orteils du pied avant pointeront un peu vers l'intérieur, ce qui donne de la stabilité, votre jambe droite portera les muscles contractés, elle sera prête à se déplacer également vers l'avant si nécessaire; gardez votre équilibre parfaitement réparti, le mouvement de la jambe devant doit émaner de vos hanches, fermement, rapidement et de manière décisive; ne traînez pas votre jambe, lancez-la à grande vitesse, car c'est là que réside la différence de mouvements de notre sport.

Votre corps restera; légèrement en arrière pour ne pas présenter de blanc.

Lorsque vous avez bien appris les mouvements vers l'avant, pratiquons le mouvement vers l'arrière, qui est exactement le même en termes d'étude, à la différence que cela se fait aussi avec des mouvements de hanche, mais en arrière.

Pratiquons ce mouvement autant de fois que nécessaire devant le miroir, pour qu'il serve de juge et critique ces mouvements s'ils sortent corrects ou non.

Rappelons encore une fois que les mouvements des jambes se font avec des mouvements rapides qui émanent des hanches, que les orteils doivent pointer vers l'intérieur pour un meilleur maintien.

Enfin, nous étudierons le changement de direction ou pivot.

Il s'agit en soi d'un mouvement du flanc droit ou du flanc gauche, qui consiste à avancer ou à retarder une jambe, à faire un virage rapide sur ce pied qui nous permet de changer immédiatement de position latérale, en arrondissant cette pratique avec des mouvements de torsion de la taille, tendant pour faciliter ces mouvements.

Pratiquez le virage en glissant vos pieds sur le sol comme dans l'entraînement à la marche militaire, ce qui vous oblige à changer la direction des flancs, soit avec des exercices de demi-tour ou de flanc; Avec ce qui précède nous aurons appris les mouvements vers l'avant, vers l'arrière, le pivotement ou le changement de direction vers la droite et vers la gauche, ainsi que la torsion de la taille de la partie supérieure du corps des hanches vers le haut.

Avec cela, je conclus ce chapitre, mais non sans recommander d'abord sa pratique exhaustive jusqu'à atteindre une vitesse extraordinaire, une grande coordination, un sens absolu de l'équilibre, du contrôle musculaire et du ressort.

Après avoir assimilé cent pour cent de ce qui précède, ce qui nous donne une base solide, nous sommes en mesure de passer à un autre chapitre pour plonger dans les secrets de ce sport passionnant.

La garde

La ou les positions qui placent l'exécutant dans une situation appropriée sont identifiées avec le nom du garde, ce qui facilite la libre circulation de son corps vers des positions défensives, tout en rendant le chemin vers une attaque dégagé; Cette attaque est d'une grande importance dans les sports tels que la boxe, le judo, la lutte, etc., et dans notre Karaté cela ne pourrait pas être moins, nous allons donc étudier attentivement les positions de garde les plus habituelles, afin d'adopter celles qui plus accueillir le lecteur, en tenant compte de leurs particularités et des particularités de leur physique.

En entrant dans le sujet, nous commencerons par observer attentivement les illustrations des graphiques suivants, où neuf positions de garde possibles sont dessinées; ceux-ci sont adaptés à presque tous les besoins des gardiens sportifs et aux aléas des rencontres de rue.

Le premier aspect à prendre en compte est le placement des pieds, qui seront séparés les uns des autres d'environ cinquante centimètres ou plus, selon la hauteur; le poids sera réparti uniformément sur les deux jambes, les pieds seront déplacés selon les règles habituelles de l'escrime et de la boxe, pour éviter de trébucher ou de s'emmêler avec eux.

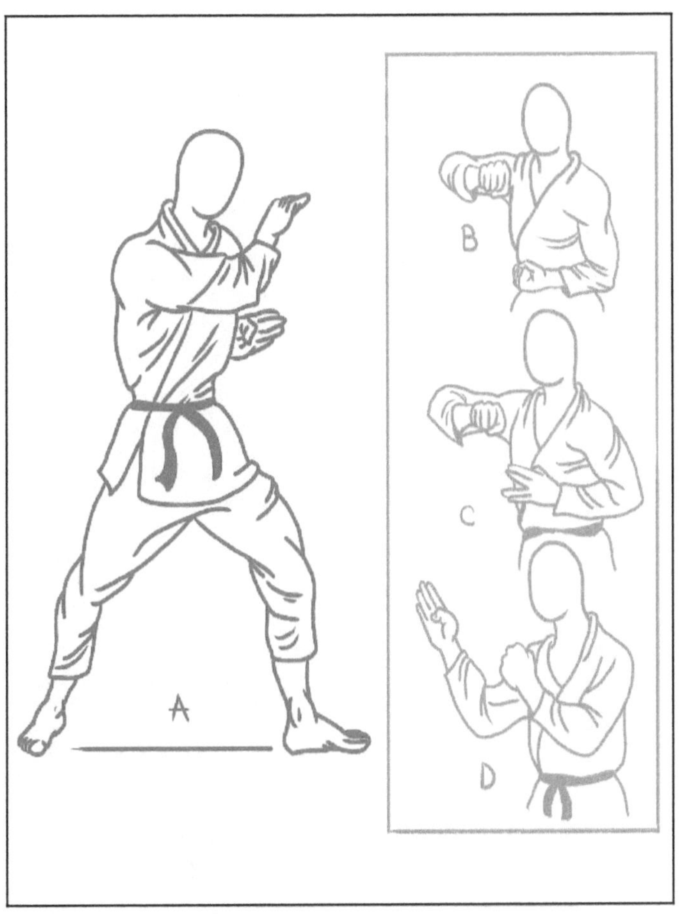

Le mouvement vers l'avant, l'arrière et sur les côtés doit être fluide (je l'ai traité en entier dans son chapitre correspondant), les bras seront placés en position défensive en portant la main armée du coup qu'il est prévu de donner, bien sûr sans télégraphier au contraire votre intention avec le placement de vos mains.

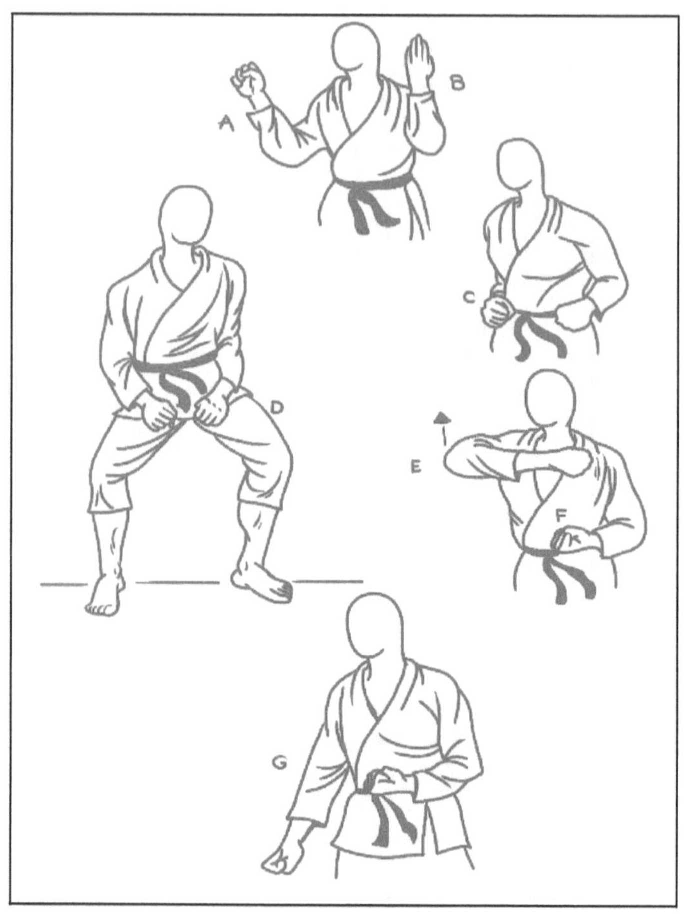

Dans les matches de sport, au contraire, en voyant simplement la forme que prennent leurs mains, ils peuvent déjà imaginer et prévoir l'attaque possible, mais dans les rencontres de rue avec des profanes sur le terrain, le lecteur aura un avantage considérable, car l'ignorance de nos techniques de Le combat rendra la forme d'attaque que nous tirerons imprévisible et, logiquement, elle n'aura pas d'éléments de défense adéquate contre nos armes.

La figure marquée de la lettre «A» montre une posture de garde armée d'une barre oblique; Cette position est idéale pour empêcher une attaque armée. La position marquée de la lettre «B» est conçue pour bloquer un coup en diagonale contre la tête avec un objet contondant.

La lettre «C» garde est plus ou moins la même que la précédente, mais sa main gauche est armée de doigts en forme de V prêts à contre-attaquer.

La garde qui apparaît illustrée sur la figure de la lettre "D", est une position commune, qui permet l'attaque immédiate avec la main ouverte, avec le bout des doigts; Ces gardes sont assez pratiques, ils sont généralement utilisés dans les escarmouches de type sportif.

Nous allons maintenant étudier la garde du même graphique, en commençant par le dessin de la lettre "E", qui montre comment se mettre en position normale, bien que dans une attitude défensive, avec les muscles des cuisses contractés, avec le le printemps prêt à partir, les bras prêts pour une action immédiate; Cette attitude ne s'impose cependant pas, elle est fondamentale dans ce sport.

Entrons dans l'étude de la figure marquée de la lettre "F", qui adopte une attitude défensive avec ses mains armées de la côtelette. La figure illustrée de la lettre "G", est plus ou moins la même que la précédente, ne variant que dans la présentation des mains, qui à l'occasion sont présentées avec le poing fermement fermé et, par conséquent, l'attaque sera avec un autre type de frappé.

Analysons maintenant la garde de la figure marquée de la lettre «H»; dans cette position, c'est le coude qui paraît menaçant, le poing opposé prêt à frapper avec les phalanges; et enfin, nous avons la figure de la position illustrée par la lettre «J», dans laquelle apparaissent les poings serrés, l'un armé et l'autre dans une position spéculative, mais prêts à être tirés; Ces protections sont utilisées de la même manière dans la garde naturelle droite que dans la garde opposée ou gauchère, en tenant compte de la disposition naturelle du lecteur.

Ces gardes sont, comme je l'ai déjà noté, fondamentalement défensifs compte tenu de l'attaque possible dont ils ont besoin pour arrêter, leur deuxième aspect étant celui de tendre un piège pour le contraire en l'engloutissant en offrant apparemment une cible facile d'un point vital de notre corps, dont nous apprendrons. à l'avance pour que quand il est jeté contre nous, nous le faisons tomber en contre-coup, comme on dirait en boxe, c'est-à-dire le frapper en le recevant, avec lequel la puissance de notre coup sera augmentée.

Une fois que les positions de garde précédentes auront été définies, nous nous déplacerons devant un miroir pour commencer notre apprentissage et nous prendrons celles qui nous satisfont pleinement, en écartant celles qui ne correspondent pas à leur type.

Après les avoir bien exécutés devant le miroir, nous les pratiquerons intensément à l'ombre, en cherchant à les transformer en reflets naturels.

Enfin, nous les emmènerons à la pratique formelle dans des escarmouches avec un partenaire devant nous, cherchant à les polir en les rendant plus parfaits à chaque occasion dans leur fonctionnement et leur performance, en les combinant autant que nécessaire.

La pratique est celle qui conseillera le plus intelligemment au lecteur quels sont ou quels sont les gardiens idéaux.

Bien entendu, les premières escarmouches ne "marqueront" que le coup sans faire de chocs. Et dans ces formations au marquage, nous affinerons ce que nous avons appris auparavant en théorie.

Cherchez à changer de partenaire de formation pour maximiser votre concentration.

Tactiques de combat

Maintenant, je vais enseigner au lecteur un secret extraordinaire de nature psychologique, qui offre aussi une grande aisance physique; Je fais référence à un cri fort et guttural qui survient de manière inattendue lors de l'attaque et qui entraîne comme conséquences logiques une confusion chez l'adversaire; S'il est profane en la matière, son étonnement sera encore plus grand, car normalement, quiconque entend un cri fort sortira de son esprit si ce tour est prononcé précisément à un moment où ses nerfs sont en tension: Le résultat ce sera un décalage total en fractions de seconde, qui devrait être utilisé intelligemment pour attaquer à travers le vide qu'il laisse ouvert.

Il est nécessaire d'avoir ce cri bien répété pour qu'il produise l'effet souhaité, par conséquent, il devrait également être une raison pour un entraînement spécial.

De plus, lors de l'émission de ce cri, l'attaque immédiate sera synchronisée, afin de tirer le meilleur parti de la confusion qui, comme je l'ai déjà dit, est créée dans l'esprit de l'adversaire; Le lecteur ne doit pas sous-estimer cette grande tactique de combat, car ses performances sont fabuleuses, car en plus de la confusion décrite, le cri apporte avec lui un aspect physique très important, qui augmente la force de nos coups, car en hurlant, frappant simultanément Nous laissons l'air s'échapper de nos poumons, ce qui, lorsqu'il est contenu dans la pré-attaque, nous donne une plus grande vigueur lors de la frappe.

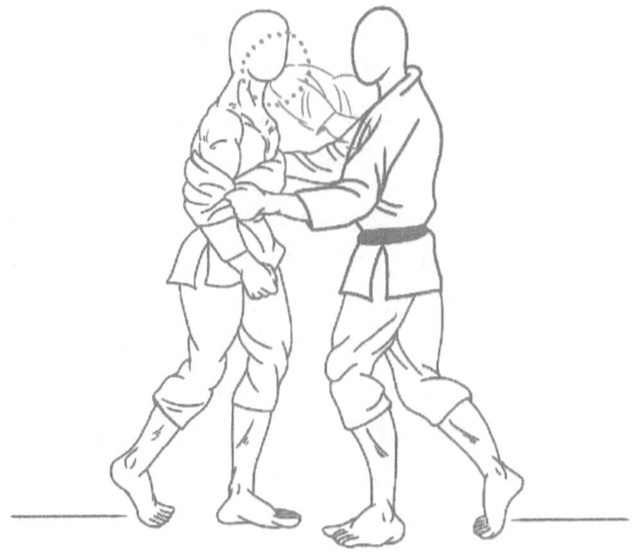

C'est facile à vérifier: si nous observons les mouvements d'athlètes spécialisés en haltérophilie, nous verrons que lorsqu'ils remplissent leurs poumons, ils tirent les poids vers le haut, étant cette inspiration profonde d'oxygène, celle qui leur fournit l'aide nécessaire à l'effort. à réaliser; après cela, l'air est libéré.

Maintenant, le cri le plus couramment utilisé est similaire à celui utilisé par les muletiers pour arrêter leurs chevaux et c'est un son qui ressemble à "Yan", de sorte qu'à partir d'aujourd'hui, mes lecteurs devraient utiliser cette nouvelle ressource lors de la formation; Lorsque les coups sont pratiqués, lors de la frappe, émettez votre cri de guerre pour vous adapter progressivement à son utilisation et atteindre de plus en plus de stridence.

Synchronisons le cri et la respiration dans nos entraînements de hachage, pour donner plus de force au coup; Ce n'est pas facile à réaliser, car il faut beaucoup d'entraînement, combinant les aspects précités, qui sont: Le souffle contenu, le coup et le cri tout à l'unisson; Comparez vos impacts avant et après avoir acquis ces connaissances et continuez à vous entraîner intensément jusqu'à ce que vous atteigniez la perfection.

Vous pouvez changer le cri pour un sifflement fort, qui étourdit le tympan de l'adversaire et attire l'attention en cas de rue; bien qu'il soit plus difficile à pratiquer.

Pour neutraliser les bras de l'adversaire

Dans le graphique, une ressource très simple est dessinée pour neutraliser les bras de l'adversaire; Étudions le dessin susmentionné en détail et passons à notre tapis d'entraînement pour le pratiquer de manière exhaustive.

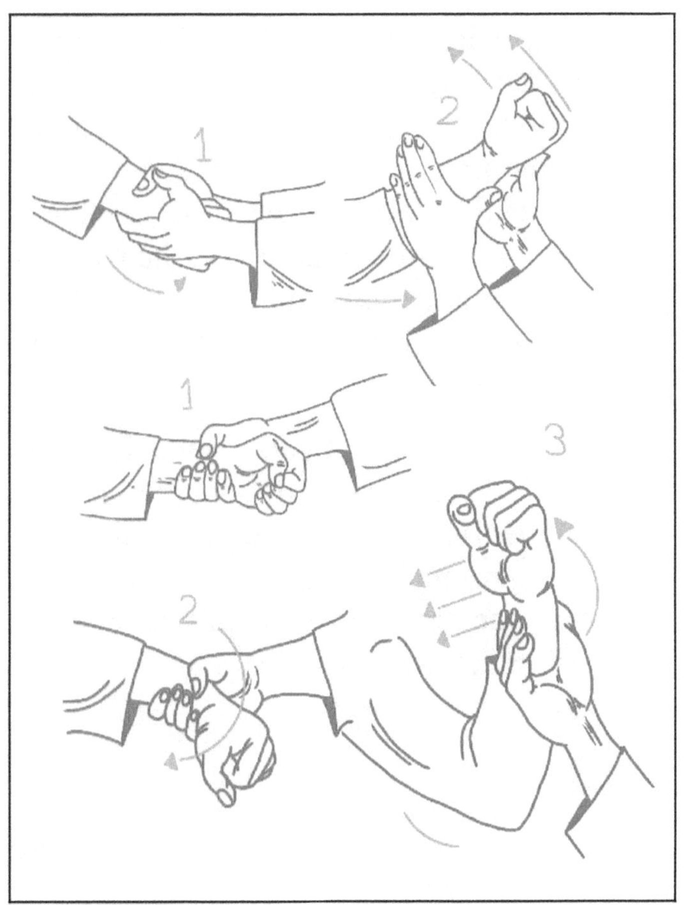

Il se termine par un violent coup de karaté avec le coude, sur l'oreille de l'adversaire. Ce plâtre s'utilise contre un adversaire habillé, mais avec la veste ou la veste déboutonnée, il consiste, comme l'indique le dessin, à emprisonner ses bras par surprise, à les nouer, pour ainsi dire, avec la même veste, que nous retirerons à moitié à une hauteur d'environ dix pouces plus au-dessous de leurs épaules, tenant solidement le vêtement pour l'empêcher d'être repositionné, perdant ainsi son effet sur le plâtre.

Pour éviter cela, synchronisez les mouvements d'abaissement du sac, avec un coude impitoyable contre votre oreille, ou précisément à l'endroit d'union, où les maximilles supérieur et inférieur forment le sommet, car c'est un endroit extrêmement vulnérable; donc l'adversaire est complètement assommé par le ou les coups, en plus de l'emprisonner avec ses propres vêtements.

En entrant dans le sujet, vous devez d'abord vous familiariser avec le dessin, bien le comprendre en théorie et avec votre partenaire d'escarmouche le mettre en pratique autant de fois que nécessaire, jusqu'à ce qu'il soit complètement assimilé.

Pendant l'entraînement, les coéquipiers doivent alterner, tantôt comme attaqués, tantôt comme attaquants, en pratiquant le contre et le (s) bloc (s) correspondant (s), afin d'apprendre parfaitement une chose et une autre et pouvoir les exécuter en toute propreté et opportunité.

Le compteur de cet ensemble est le même que celui qui sert à se libérer d'une attaque contre la gorge, que je décris intégralement dans le chapitre correspondant, et qu'il convient de lire à cette occasion pour arrondir la connaissance du compteur à cet ensemble.

Comme dans tous les cas, je vous conseille de pratiquer intensément ce compteur sous tous les angles possibles, en vous plaçant dans différentes postures, pour pouvoir en sortir dans n'importe quelle situation.

Pour lâcher prise sur nos poignets

Étudions le graphique suivant, qui illustre comment lâcher facilement toute prise sur nos poignets.

En haut, il y a une photo à deux mains de notre poignet; pour vous échapper, tournez le poing en bois pour que vos doigts pointent vers le haut, abaissez votre coude de quelques centimètres, faites de la force avec votre poignet attaquant les pouces de l'adversaire, qui sont la partie faible de votre main, tirez contre eux et votre poignet sera libre.

En bas, il y a trois dessins qui traitent d'une prise d'une seule main sur nos poignets; Étudiez le deuxième mouvement, qui consiste à tourner le poing avec force, afin de nous placer dans une position qui permet le mouvement normal du bras illustré par la figure numéro 3, qui fait référence à la façon de se débarrasser de la poignée, en effectuant un mouvement d'attaque contre son pouce, avec lequel nous avons été rapidement libérés.

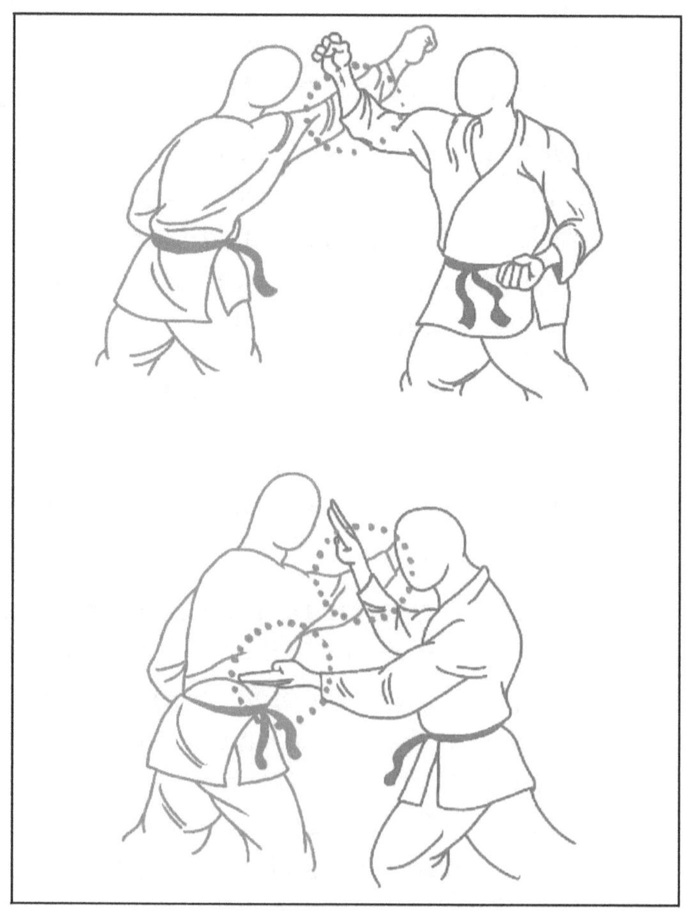

Je veux établir ce qui précède, comme un antécédent de la manière dont la force dirigée intelligemment contre le ou les points qui à un moment donné sont les plus faibles doit être utilisée; dans le cas présent, la main de l'adversaire est la source du côté où se trouvent les quatre doigts et offre un trou sur le côté du pouce.

Pratiquez les recommandations précédentes, en observant ce qui est indiqué dans les graphiques relatifs et bien sûr, placez-vous dans toutes sortes de positions imaginables, afin d'apprendre à sortir de ces prises, quelle que soit la situation dans laquelle vous êtes placé.

La pratique vous donnera le schéma exact à suivre pour devenir compétent dans cette sortie.

Attaque de blocage et de barre oblique défensive

Dans les dessins du graphique suivant, je présente une escarmouche qui illustre comment bloquer un coup de boxe connu sous le nom de croisé droit, en donnant la réponse appropriée en frappant grossièrement les reins et les côtes inférieures de l'adversaire, avec un coup de la main gauche.

Regardez attentivement les dessins ci-dessus et nous passerons immédiatement à votre pratique formelle. Mes recommandations sont les suivantes: lors du blocage, j'ai dévié avec force la main droite vers l'extérieur, frappant fort l'adversaire avec son avant-bras, suivez l'impact du coup avec une poussée, comme je l'ai indiqué ci-dessus, vers l'extérieur, car cela déséquilibrera momentanément le joueur.

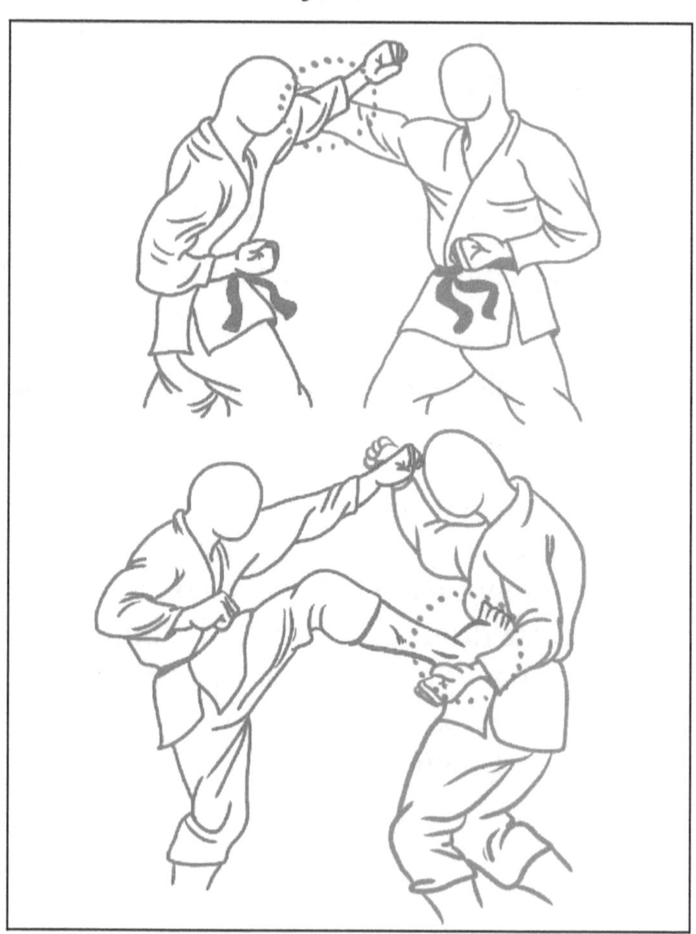

attaquant, moments que nous utiliserons pour frapper ses reins et ses côtes inférieures le plus brutalement possible; Lorsque vous faites cela, restez vigilant pour continuer à attaquer des points plus vulnérables, tels que le cou et le cou, ou ramenez votre corps en position de garde défensive.

Pratiquez ce bloc autant de fois que vous le jugez nécessaire, jusqu'à ce qu'il soit suffisamment assimilé pour être facilement exécuté dans de vraies attaques. Bien sûr, vous ne devez pas sous-estimer la capacité de l'adversaire en eux, ni vous sentir trop confiant; soyez toujours prêt, avec votre intelligence bien éveillée pour vous défendre avec toute la méchanceté nécessaire.

Lorsque vous maîtriserez cet ensemble à la perfection, nous passerons au chapitre.

Blocage défensif et attaque de coup de pied

Nous allons maintenant étudier le graphique, dans lequel il est illustré comment bloquer un coup de boxe connu sous le nom de jab, étant la contre-attaque que je recommande d'utiliser, le coup de karaté qui est incliné avec le pied.

Examinons de près la forme classique de ce casting et préparez-vous à l'emmener à votre entraînement, en suivant les instructions ci-dessous:

Attendez le coup en position de garde défensive; Alors que ce dernier s'avance avec votre bras gauche avec un poing fermé, contrer en frappant l'avant-bras de l'adversaire avec le vôtre.

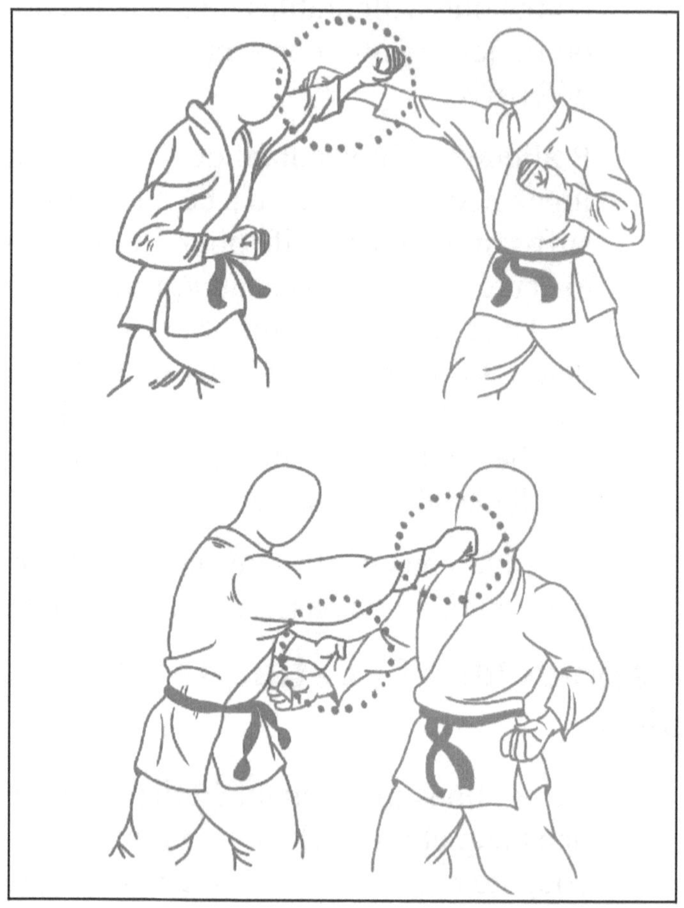

Continuez ce coup avec une poussée de l'avant-bras susmentionné vers l'extérieur, pour dévier le coup, et en même temps, ouvrez la garde de votre adversaire en le déséquilibrant; Lorsque vous faites cela, donnez un coup de pied fort à l'estomac, s'il s'agit d'un combat amical, ou aux testicules s'il s'agit d'une légitime défense, lors d'une véritable attaque.

La façon de donner des coups de pied est déjà bien connue du lecteur, mais je vais quand même la revoir. Levez le genou le plus haut possible, à partir de là, lancez le coup de pied vers l'avant, en laissant ledit mouvement des hanches porter 60% du poids de votre corps après le coup de pied, afin que son impact soit puissant; ramener immédiatement la jambe à son lieu de départ; si le coup a été précis et a atteint la cible, le succès ultérieur sera entre vos mains.

À ce stade, le lecteur aura suffisamment d'entraînement, de vitesse et de malice pour déterminer le type d'attaque à suivre, ainsi que les coups de karaté à utiliser.

Comme dans tous les sets, celui-ci doit être pratiqué des centaines de fois, avec toutes sortes de partenaires, grands, épais, courts, etc., afin d'obtenir le blanc nécessaire.

Faites vos pratiques sur terrain accidenté, pour être suffisamment entraîné et pouvoir vous défendre sur n'importe quel terrain.

Contre défensif et attaque au poing

Nous allons maintenant étudier comment riposter en utilisant le coup le plus puissant et le plus dévastateur du karaté. Dans le graphique où il apparaît illustré en théorie comment le réaliser.

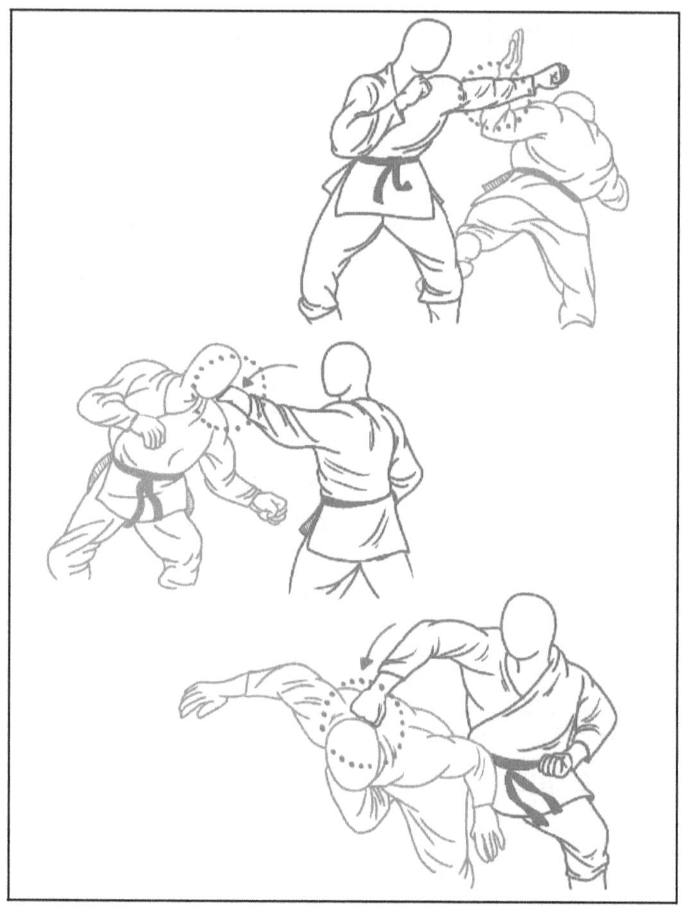

Examinons attentivement les dessins et la technique qui y sont décrits et, comme d'habitude, passons à leur formation formelle.

Pour cela, comme dans tous les cas, nous essaierons d'alterner la pratique avec des collègues de toutes tailles, de réflexions différentes, et si possible, sur toutes sortes de terrains: passagers, rugueux, mouillé, etc., afin de devenir ainsi un vrai expert.

Mes indications sont les mêmes que celles du chapitre précédent concernant le blocage du jab ou crochet long gauche. Quant à notre frappe avec le bras droit, je considère que maintenant le lecteur l'aura suffisamment bien fait, bien entraîné, avec son poing dur, une visée précise et un coup de poing dévastateur.

Eh bien, lorsque vous bloquez le coup, essayez de vous déséquilibrer, au contraire, profitez de cette fraction de secondes pour lancer un coup avec toute la grossièreté possible, ceci s'il s'agit d'une vraie défense personnelle, car à l'entraînement vous n'aurez à marquer que le coup , sans blesser, car ce qui est poursuivi est un entraînement sain sans blesser le partenaire.

Il est très pratique de pratiquer ces lancers à l'ombre pour gagner en vitesse; Aussi, utilisez le miroir pour que votre autocritique vous aide à corriger les vices de position que vous avez pu acquérir dans ces formations sans fin si vous voulez devenir un virtuose.

Rappelez-vous aussi qu'avec un véritable ennemi devant, les choses changent et vous devez être bien préparé physiquement et mentalement, afin de réussir à tout moment, cela ne peut être obtenu qu'avec une pratique inlassable.

Blocage défensif et attaque éclair

Nous allons maintenant étudier le nouveau graphique, dans lequel apparaît une série de trois paires de figures illustrant une attaque éclair utilisant quatre coups de karaté classiques.

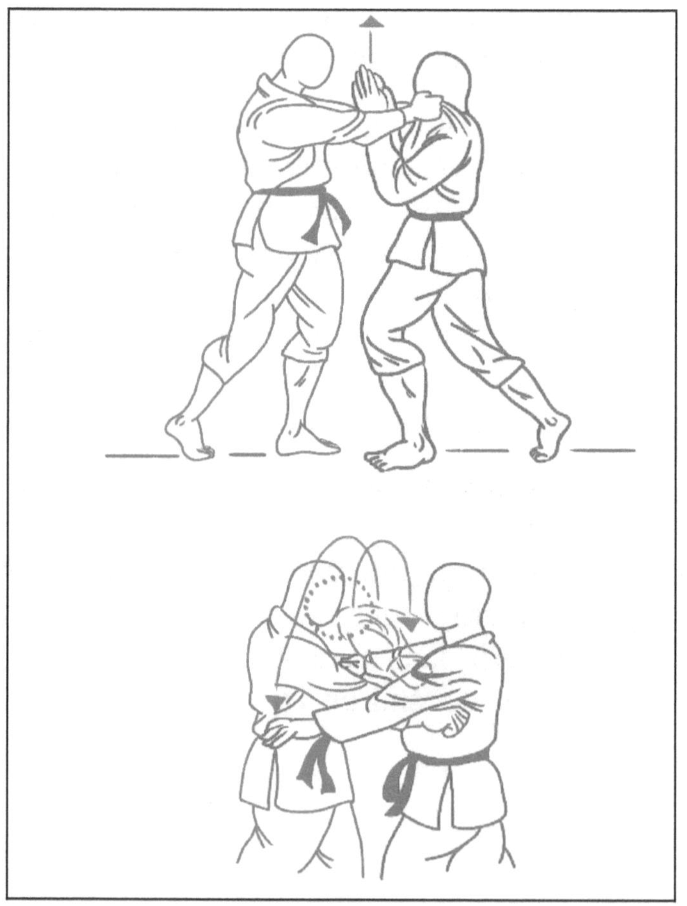

Dans le premier, c'est-à-dire celui du haut, la figure est dessinée bloquant un jab avec une coupure, frappant grossièrement le genou de l'adversaire avec un coup de pied. Dans le deuxième groupe, un coup oblique est illustré contre l'oreille de l'adversaire, appliquant ledit coup en diagonale; Enfin, dans la troisième illustration, qui est celle du bas, on voit un coup avec un poing fermé contre la base du crâne, mettant ainsi fin à une offensive éclair de quatre coups de karaté.

Bien sûr, l'aspect surprise et rapidité est ce qui produit les dividendes positifs, surtout lorsqu'ils sont utilisés contre des profanes sur le terrain. En analysant ce qui précède, nous arriverons à la conclusion tant de fois discutée, qu'il est essentiel d'avoir les coups bien exécutés, afin de pouvoir les lancer avec une vitesse maximale sous n'importe quel angle, toujours visant des objectifs parfaitement définis, où leurs ravages sont désastreux et définitifs.

Mais une chose est la théorie et une autre est la pratique, où les aspects émotionnels difficiles à surmonter sont mélangés.

Par conséquent, pour atteindre le succès que je souhaite que tous mes lecteurs aient dans cette activité, je ferai à nouveau la même recommandation, à savoir pratiquer sans relâche, d'abord devant un miroir, puis avec des exercices d'ombre et plus tard. avec un partenaire, cherchant à ne signaler que le lieu d'impact, mais déjà devant la mobilité naturelle qu'offre un véritable adversaire; enfin contre le sac, où nous déchargerons toute la fibre de nos coups cherchant à obtenir des impacts efficaces qui indiquent la force qui est capitalisée jour après jour entraînement après l'entraînement.

À ce stade, le lecteur remarquera que son répertoire est devenu plus formel, que ses connaissances sont plus digérées et que sa capacité en tant que joueur viril de karaté devient de plus en plus perceptible; c'est alors et pas avant, quand vous pouvez commencer à parler de savoir quelque chose sur ce sport.

Défense contre une attaque à la gorge

Dans les dessins du graphique, une attaque sur notre gorge est illustrée et la façon de bien s'en sortir, nous transformant automatiquement d'attaqués en attaquants.

Pour la pratique, étudions attentivement les figures supérieures, dans lesquelles apparaît l'attaque directe sur notre cou.

Eh bien, laissez-nous, au contraire, qui dans ce cas est notre partenaire d'entraînement, prenons contact avec notre gorge en marquant le toucher afin que nous puissions appliquer immédiatement le compteur, qui est celui qui apparaît dessiné sur les figures ci-dessous.

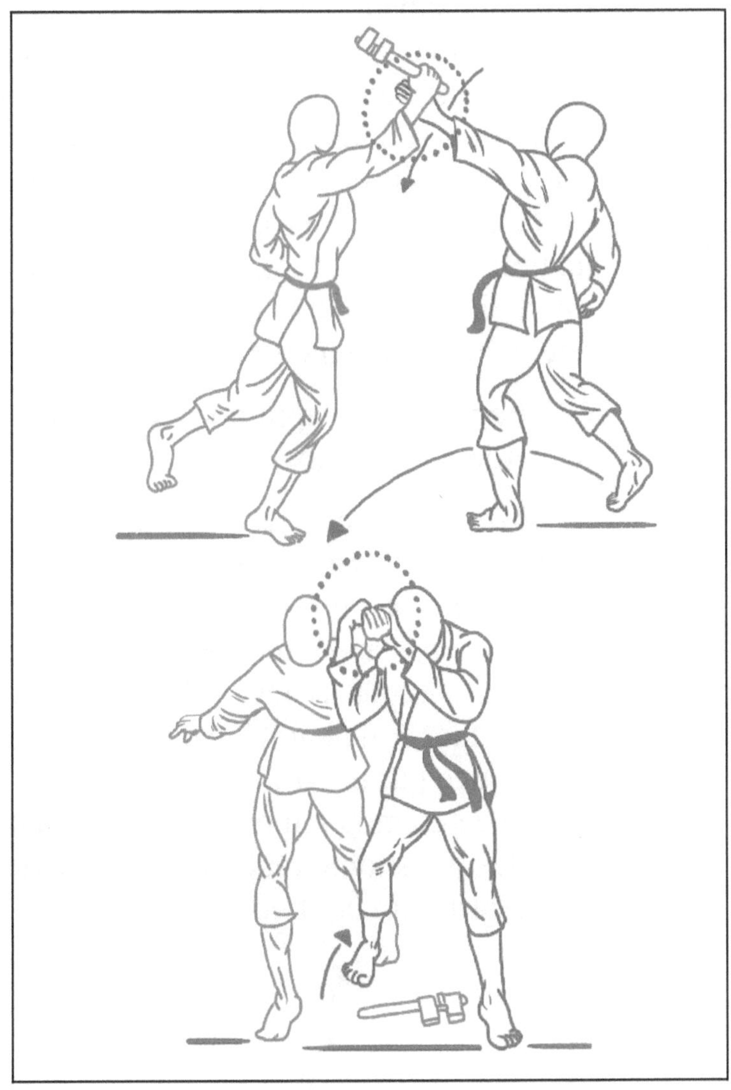

La règle à suivre est la suivante: rapprochez vos paumes à la hauteur de votre poitrine, le bout de vos doigts doit pointer vers le haut; A partir de cette position de départ, donnez une forte poussée avec vos bras, de toutes vos forces, en suivant la direction du bout des doigts, c'est-à-dire vers le haut; levez vos mains à la hauteur de l'extension maximale de vos bras, lorsque vous atteignez le haut, ouvrez vos bras et laissez vos avant-bras tomber grossièrement sur ceux de votre adversaire; Avec ce qui précède, la défense est complètement terminée, l'attaque a été neutralisée et nous sommes en mesure d'attaquer immédiatement avec des coups de karaté à la tête de notre adversaire.

Ce coup peut être appliqué avec la main, ou avec le coude ou les deux.

Nous devons continuer notre attaque à ce moment-là pour que le moment de faiblesse de l'adversaire soit utilisé plus intelligemment; N'oubliez pas au lecteur de synchroniser le cri de karaté dont nous avons parlé précédemment à chaque lancer de karaté, car la confusion provoquée par le cri fort est rejoint par la séquence de mouvements forts et de coups forts, avec lesquels toute réaction possible de notre adversaire sera contrecarrée .

Pour l'entraînement de ce casting, je recommande d'alterner avec le partenaire d'entraînement, d'attaquant à attaqué et vice versa, en changeant bien sûr autant que possible, les angles d'attaque et les lieux d'attaque, afin que l'on puisse donner le contre exact. n'importe où, de l'angle ou de la position dans laquelle nous nous trouvons, aussi illogique que cela puisse être; par exemple, frapper avec le dos au mur, renversé au sol, etc.

Alors, formons cet ensemble consciencieusement et parcourons le chapitre, en l'ayant parfaitement bien assimilé.

Défense contre un coup porté à la tête

Dans ce chapitre, nous étudierons la manière de se défendre contre une attaque dirigée contre notre tête avec un objet contondant; Ce type d'attaque est très courant, c'est pourquoi il vaut la peine de le faire intensivement, afin d'être prêt à le contrer avec succès, comme dans tous les événements qui apparaissent dans ce traité, pour sortir gracieusement converti d'attaqué en attaquant.

Entrons dans le sujet en observant attentivement le graphique, dans lequel une attaque est dessinée, que nous arrêterons en suivant les mouvements suivants à la lettre: Appliquez une barre oblique contre le poignet de l'adversaire, comme indiqué dans le dessin correspondant, tournez la tête comme plus possible vers le côté opposé, pour le protéger d'un éventuel impact; avec la coupure, le coup s'arrête dans son élan, en même temps que nous blessons la main de l'attaquant; Immédiatement après, nous avancerons le pied droit, comme indiqué dans le graphique inférieur, de sorte qu'il soit sur le dos de la jambe droite de l'adversaire; dans cette position appliquez le coup de karaté avec votre talon, de manière à lui blesser la jambe et lui faire perdre l'équilibre en même temps; synchroniser les mouvements précédents avec celui de saisir fermement le poignet et la main de l'adversaire,

Regardez attentivement la façon dont cela est fait, comme avec ce motif, il est montré dans le dessin; finir de renverser, au contraire, faire un mouvement en demi-cercle, qui sera décrit de droite à gauche, grâce à un mouvement oscillatoire de la taille, avec lequel nous aiderons à déséquilibrer l'adversaire, qui tombera avec une grande facilité, sans que nous ayons à faire plus de force.

Le succès de ce qui précède réside dans le
positionnement exact de votre corps, dans un
coup sec et fort avec votre talon droit, suivi
d'une poussée et dans le mouvement de la taille
en demi-cercle qui est décrit, tout cela fait en
même temps de la prise et torsion de la main
attaquante.

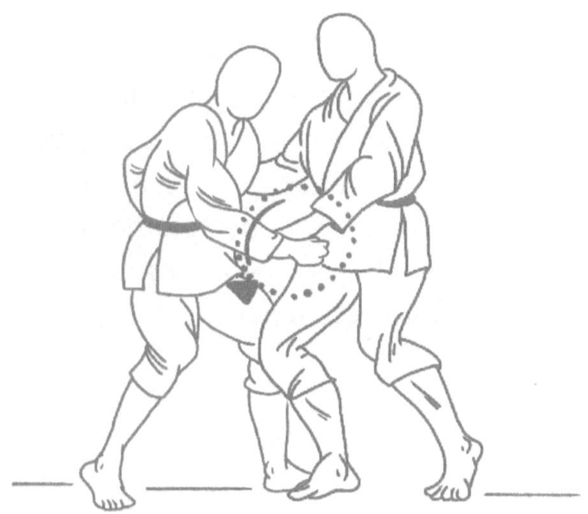

Je répète cette dernière partie.

Le premier est le coup de barre oblique, suivi
d'une prise de la même main au poignet terminée
par une traction de torsion que nous ferons de
notre main droite, précisément derrière le bras de
l'adversaire, avec lequel il est solidement fixé à
notre direction; Il est nécessaire de pratiquer les
mouvements détaillés dans l'ombre, en les
faisant au ralenti pour localiser avec précision
les endroits où ils sont appliqués, ainsi que
l'objectif avec lequel le foret est effectué.

Dans les premiers jours, ils utiliseront un matériau souple, du caoutchouc ou quelque chose de similaire; Lorsque la pratique aura été comprise, elle sera réalisée avec un objet réel, pour apprendre à la réalité comment neutraliser cette attaque.

Défense contre un boxeur

Ce type de défense est le plus nécessaire pour bien apprendre, car en pratique cette attaque est la plus courante. L'attaque de personnes ayant une connaissance plus ou moins approfondie de la technique sont correctement préparées à ces contingences et savent comment y faire face grâce à nos connaissances du Karaté.

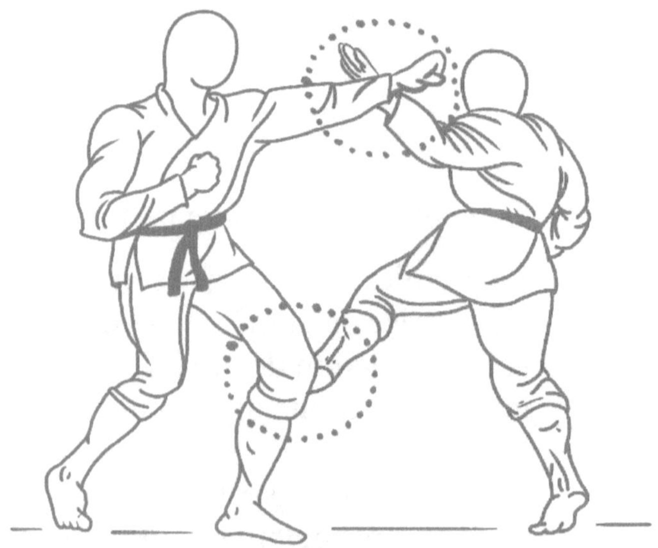

En entrant dans le sujet, nous allons continuer à étudier le graphique, dans lequel apparaît une figure en train de lancer le coup de boxe connu sous le nom de jab, qui est bloqué avec un coup de coup puissant à son poignet, ce qui est plus efficace car à sa propre force , celle que l'adversaire imprime avec son bras; le bloc, lors du blocage, dévie l'impact du jab en dehors de notre zone de danger et oblige l'adversaire à soutenir solidement son pied gauche contre le sol, ce qui nous donne la possibilité d'appliquer un coup de pied fort et sec, précisément au centre de son le genou; Lorsque ce coup est donné à cet endroit, avec la force et la visée nécessaires, il produit la fracture de la rotule.

Comme le lecteur pourra l'apprécier, nos connaissances sont intensément grossières, supérieures et efficaces à celles de tout profane, mais afin de rendre le dividende souhaité, elles doivent être parfaitement exécutées, c'est-à-dire qu'elles doivent être exécutées fortement, grossièrement, avec notre objectif et notre dureté, amen. de ne pas perdre l'équilibre, ce qui serait contre-productif dans leur intérêt.

Un aspect fondamental de cet ensemble est de ne pas télégraphier les intentions avec nos yeux; parce que notre objectif ne doit pas être vu directement.

Comme je l'ai déjà dit, il suffit de contourner et de frapper de manière inattendue.

Avec les indications ci-dessus, nous allons passer au tapis d'entraînement et commencer la pratique de ce plâtre autant de fois que nécessaire jusqu'à ce que nous le mettions dans notre sang et que nous puissions le faire par réflexe, avec sécurité, précision et décision.

Pour fixer la position exacte, nous commencerons par des exercices d'entraînement devant le miroir; De là, nous passerons aux exercices d'ombre, avec une précision croissante; Enfin, la pratique se fera contre un partenaire, à la recherche de précision, mais en prenant soin de ne pas blesser.

Le sac d'entraînement et la pratique constante nous donneront l'objectif et la ténacité nécessaires au fil du temps.

Maintenant, nous allons savoir comment neutraliser un coup de boxe appelé crochet, en étudiant le graphique, dans lequel est illustré l'impact que la coupure produit lorsqu'elle touche l'avant-bras de l'adversaire au moment où il est censé nous attaquer avec un crochet. droite.

De notre position de garde, il sort à grande vitesse et force la coupure qui bloque ledit coup, le détournant de notre corps; le slash gagne en force lors de la prise de contact, car à l'un de nos mouvements la force de l'adversaire, le transformant en un coup recevant très fort.

Dans ce cas, l'écart que crée momentanément la coupure doit être utilisé pour attaquer avec un ou plusieurs coups de karaté contre le visage de l'adversaire.

Il faut mentionner la grossièreté que les coups coupants peuvent acquérir lorsque la main est assez forte; Entre rien et avec une malice adéquate, tout avant-bras peut être fracturé avec une relative facilité, mais bien sûr, un profane n'y parviendrait pas, car, pour obtenir de tels résultats, une pratique constante de plusieurs années est nécessaire pour durcir la main. de telle manière que ses coups de barre oblique se fracturent invariablement lors du comptage.

Alors, pratiquons d'abord devant le miroir nécessaire, puis avec des exercices d'ombre, et enfin, contre notre partenaire, en même temps que nous continuons à nous endurcir les mains avec la pratique quotidienne de la coupe, en frappant une planche, comme indiqué dans le chapitre correspondant.

Défense contre une gifle

Dans le graphique, le moyen de contrer une gifle est tracé, qui est bloqué avant d'atteindre sa destination, en utilisant son bras pour punir son audace.

Étudions d'abord la théorie du dessin avant de passer à sa formation formelle. Notez que le blocage de la main droite de l'adversaire se fait en attrapant son poignet avec notre main droite, en le saisissant complètement avec la gauche; pour éviter qu'elle ne se détache lorsqu'elle est correctement fixée, effectuez un demi-tour sur votre jambe gauche, afin de rester dans la position indiquée sur les dessins de l'illustration inférieure; Gardez le poignet de l'adversaire fermement fixé, de sorte qu'en atteignant la position indiquée, ce mouvement soit celui qui harcèle fortement le coude de l'adversaire, qui sera à notre merci, pointant le mouvement vers le haut, de sorte que toute pression de notre part vers bas, peut provoquer la fracture immédiate de la même chose.

Utilisez votre coude gauche pour frapper la tempe de l'adversaire, l'empêchant de glisser; lorsque le lecteur est celui qui est tombé dans cet ensemble, utilisez le comptoir qui consiste à cambrer le coude pour éviter d'être sollicité contre lui, cherchez à vous accroupir le plus possible et avec la main gauche, emprisonner la cheville de l'opposé du même côté; Poussez votre épaule vers l'avant, secouez votre cheville pincée vers le bas.

Ce blocus est extrêmement simple, il quitte en fait notre sport pour envahir un peu la lutte, mais il est conseillé à mes lecteurs de connaître toutes les ressources.

C'est précisément pourquoi je n'ai pas hésité un iota à l'inclure dans leur répertoire. Eh bien, nous avons déjà analysé cet ensemble dans son aspect théorique, afin qu'il soit temps de transférer ses connaissances et ses fonctions à l'aspect pratique de sa formation formelle, c'est-à-dire contre un adversaire.

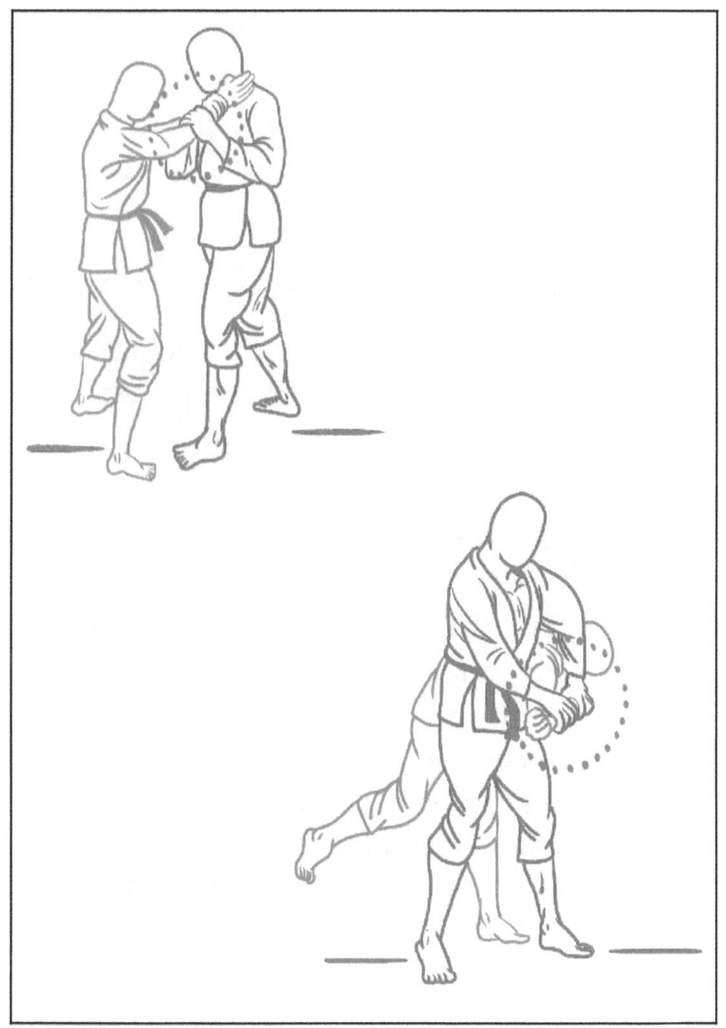

Cherchez les premières occasions de le faire au ralenti, afin de trouver le toucher exact qui mène à l'endroit où la punition se produit et le moyen de contrer; Lorsque ce qui précède aura été bien réalisé, nous passerons à l'aspect rapidité dans l'exécution, en alternance avec le partenaire d'entraînement, parfois en attaquant, parfois en attaqué, afin de se familiariser le cas échéant avec cet ensemble.

Ma recommandation est que le lecteur passe sans raison à un autre chapitre sans l'avoir parfaitement maîtrisé.

Défense contre une attaque à la tête

Dans le graphique, une attaque assez courante est illustrée; C'est une attaque contre la tête avec n'importe quel objet qui a plus ou moins la forme dessinée.

Dans ce chapitre, nous étudierons comment nous défendre sagement en utilisant nos connaissances du karaté pour contre-attaquer. Pour ce faire, le lecteur doit observer attentivement le dessin où peut être vu le moyen de neutraliser l'attaque, qui consiste à devancer l'adversaire et, avant qu'il puisse avoir un impact, le contrôler au moment où il télégraphie son intention en levant ses bras menaçants avec la pierre.

Ensuite, nous nous lancerons avec la plus grande rapidité possible pour embrasser ses bras, en avançant notre tête à côté de la sienne, afin de la retirer du foyer de l'agression, évitant ainsi le danger.

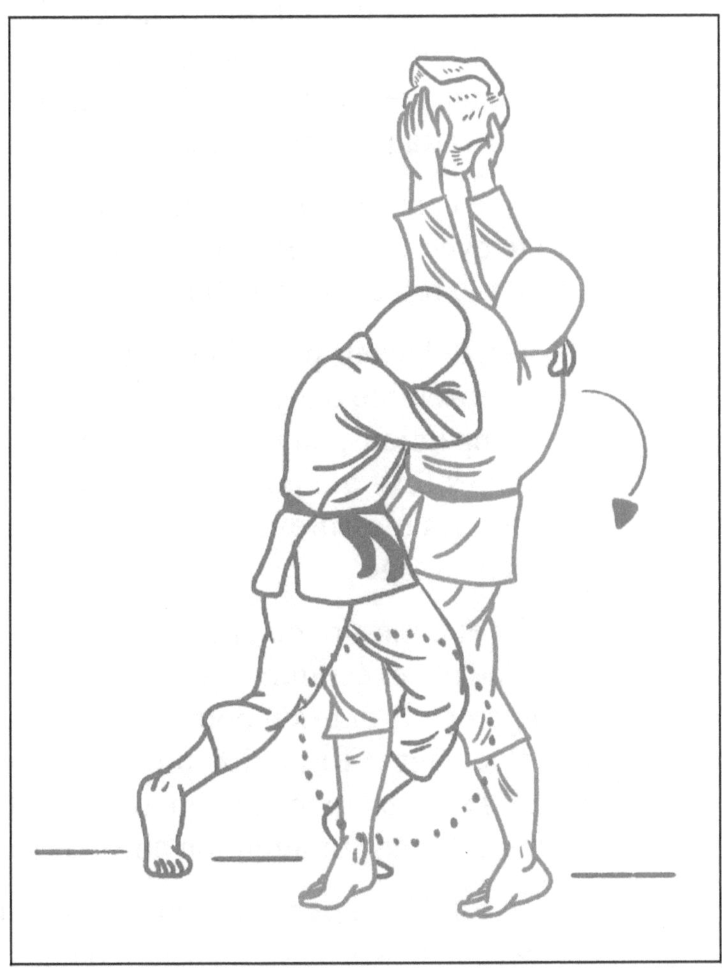

Serrez vos bras, collez votre tête contre votre corps, poussez fortement votre attaquant vers l'avant, inclinez-le vers la gauche dans un mouvement en demi-cercle, pour le déséquilibrer, lui faisant perdre légèrement l'équilibre, un instant dont nous profiterons pour appliquer un fort trip contre sa jambe gauche, en utilisant notre jambe du même côté, ce qui fera tomber l'attaquant facilement.

Lorsque cela se produit, utilisez des coups de karaté avec vos pieds, vos genoux et vos mains afin de le briser pour de bon.

Laissez le lecteur pratiquer cette façon de sortir de cet ensemble dangereux, en s'entraînant avec ses compagnons, en utilisant un objet mou les premières fois, qui peut être un oreiller, afin d'éviter des blessures inutiles dans le processus d'apprentissage.

Au fur et à mesure que nous progressons dans le contrôle et l'exécution propre du plâtre, nous changerons le coussin pour un objet plus solide, en effectuant la formation plus en profondeur. Enfin, l'entraînement se fera avec un objet lourd, en faisant bien sûr attention à ne pas se blesser.

L'idée est d'habituer le lecteur à maîtriser efficacement ses nerfs face à un danger réel, en se concentrant sur un terrain de véracité absolue afin de ne pas être intimidé lorsqu'il est nécessaire de faire face à un risque de cette nature dans la vie quotidienne.

L'entraînement doit se faire en alternance avec le (s) partenaire (s), parfois en tant qu'attaquant, d'autres fois en tant qu'attaqué, jusqu'à ce que ce lancer soit contrôlé.

Enfin, je recommande de devancer l'attaquant avec vitesse et malice.

Défense contre une attaque d'un poignard

Dans le graphique suivant, ils sont présentés avec trois figures, une attaque de poignard. Il présente la manière de contre-attaquer en utilisant des coups de karaté couplés à une connaissance de la défense personnelle.

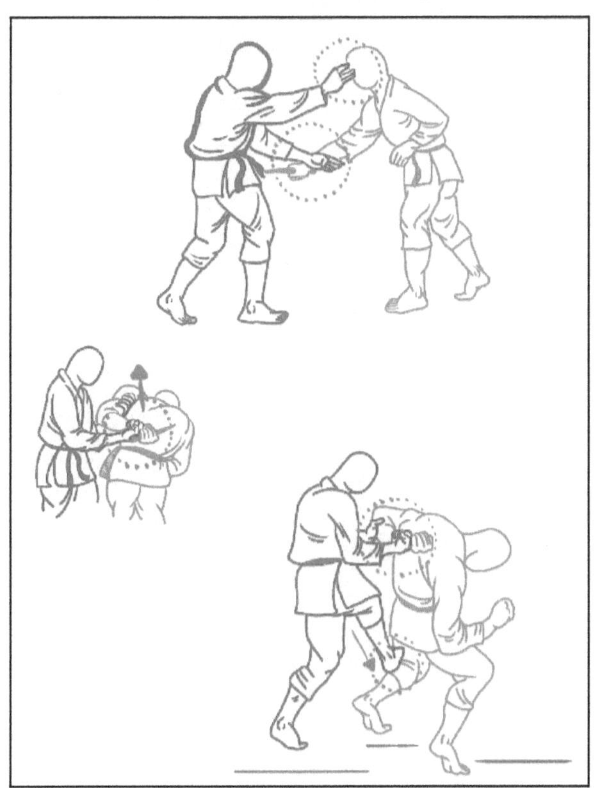

Alors, regardons de plus près les chiffres et pour votre apprentissage pratique, passons au tapis d'entraînement.

Je suggère que, pour éviter des blessures inutiles, un poignard en caoutchouc ou en plastique soit utilisé pendant l'entraînement.

La façon de contrôler cette attaque est la
suivante: il semble placé en position de garde,
les mains prêtes à frapper avec le Tage; Lorsque
l'attaque se produit, frappez fort l'avant-bras de
l'adversaire avec ledit coup, le plus près de sa
main, de sorte que la coupure arrêtera l'éventuel
coup de couteau; Dans ce très petit intervalle,
nous ferons les mouvements suivants, également
en une fraction de seconde: Premièrement, nous
appliquerons un coup de poing contre ses yeux
avec les doigts de notre main en forme de V,
nous avancerons notre jambe droite et avec notre
bras droit nous tiendrons l'opposé pour la
hauteur d'environ trois centimètres au-dessus de
votre coude, avec notre main gauche, qu'après le
coup, le bras armé aurait retenu vers l'extérieur;
on fera un mouvement de pliage vers l'extérieur,
de sorte que l'opposé soit placé dans la position
illustrée sur les dessins centraux; déjà placés
dans cette situation, c'est nous qui avons
l'avantage, car avec un coup fort avec la
cambrure de notre pied droit sur son mollet du
même côté, nous le ferons tomber; Lorsque nous
tombons à genoux, nous lèverons notre bras
armé, avec lequel l'épaule peut être disloquée,
causant suffisamment de douleur, pour que nous
lâchions immédiatement l'arme, restant ainsi à
notre entière disposition.

c'est nous qui avons l'avantage, car d'un coup fort avec la cambrure de notre pied droit sur son mollet du même côté, nous le ferons tomber; Lorsque nous tombons à genoux, nous lèverons notre bras armé, avec lequel l'épaule peut être disloquée, causant suffisamment de douleur, pour que nous lâchions immédiatement l'arme, restant ainsi à notre entière disposition.

c'est nous qui avons l'avantage, car d'un coup fort avec la cambrure de notre pied droit sur son mollet du même côté, nous le ferons tomber; Lorsque nous tombons à genoux, nous lèverons notre bras armé, avec lequel l'épaule peut être disloquée, causant suffisamment de douleur, pour que nous lâchions immédiatement l'arme, restant ainsi à notre entière disposition.

Afin de capturer ce qui précède, il est nécessaire de le lire attentivement et de le pratiquer de manière exhaustive sur le tapis d'entraînement, avec le partenaire devant, au ralenti, les deux d'un commun accord, apprenez étape par étape le développement du casting actuel, sinon leur apprentissage ne sera pas possible.

Le succès de ce plâtre réside dans deux aspects: dans la rapidité avec laquelle la coupure à l'avant-bras armé et le coup de couteau aux yeux ont été appliqués simultanément; Lors des séances d'entraînement, la piqûre dans les yeux sera marquée, de manière décisive et rapide, en cherchant à trouver le toucher exact de ce lancer.

Entraînez-le autant de fois que nécessaire, jusqu'à ce qu'il soit complètement assimilé.

Défense contre une attaque au couteau

Dans le graphique, nous présentons une autre façon de contrer une attaque au couteau.

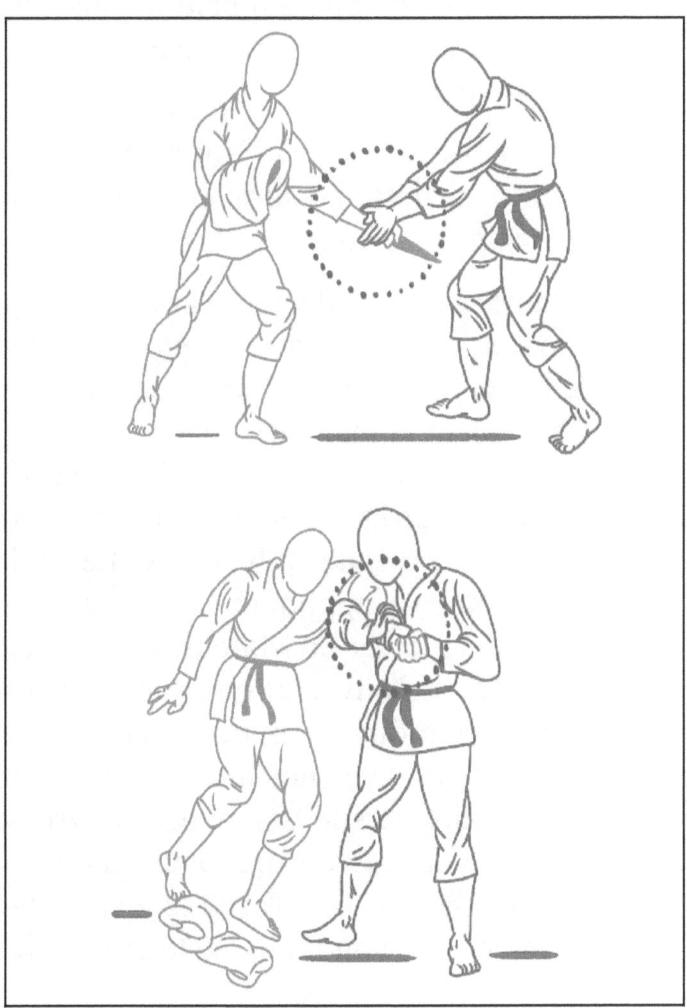

Le dessin supérieur illustre la forme de l'attaque, qui est de bas en haut et devant; A présent, le lecteur se sera familiarisé avec les différentes manières d'utiliser un couteau pour attaquer, et bien sûr avec les inconvénients appropriés pour chaque type particulier de maniement de l'arme; Eh bien, c'est apparemment le plus dangereux, donc ce sera celui que nous étudierons plus attentivement.

En théorie, le moyen idéal de contrer est de se tenir dans notre position de garde, les mains prêtes pour le coup.

Attendez tranquillement l'assaut; lorsque cela se produit, cambrez votre corps de manière à retirer le paquet et d'un coup violent, saisissez fermement la main armée; d'un tour rapide d'un demi-tour, gardant la main de l'adversaire sécurisée, dirigeant le danger hors de son corps, tournant le dos de l'adversaire; Levez le bras de votre ennemi, appliquez la clé connue en lutte comme le levier de Marcus, qui consiste à placer le coude de l'adversaire sur notre épaule droite et à faire un mouvement de levier fort avec l'épaule vers le haut, avec nos mains du côté opposé, c'est-à-dire vers le bas, punissant grossièrement le coude de l'adversaire, pour qu'il lâche l'arme avant l'alternative qu'avec le levier Marcus susmentionné on lui casse le bras en le désarticulant au coude.

La douleur est si forte lorsque la clé est correctement appliquée qu'elle vous fera immédiatement laisser tomber le pistolet et abandonner.

Nous allons maintenant passer de la théorie à la pratique sur le matelas et avec l'indispensable partenaire de formation. Les premiers clichés seront pris au ralenti, à la recherche de l'endroit exact pour punir sans se blesser; Lorsque vous trouverez le toucher idéal, comme nous appelons sportivement le lieu de la punition, nous aurons fait le premier pas et nous ne manquerons que de vitesse, qui s'obtient en pratiquant sans relâche, en changeant de partenaire pour ne pas s'habituer à un seul individu, car cela est nuisible; essayez d'alterner votre pratique avec des partenaires de différents réflexes, tailles, etc., en cherchant à exécuter ce casting aussi proprement que possible.

Je recommande d'utiliser un couteau en plastique en caoutchouc souple pour la pratique; Lorsque vous êtes un expert, utilisez un vrai poignard, mais ce sera, comme je l'ai déjà indiqué, lorsque vous êtes déjà un expert, avant que vos résultats puissent être contre-productifs.

Défense contre un coup à la tête

Dans ce chapitre, nous allons apprendre à arrêter un coup contre notre tête en utilisant nos bras en forme de croix, comme indiqué dans le graphique, dans lequel apparaît une attaque avec le manche d'un pistolet.

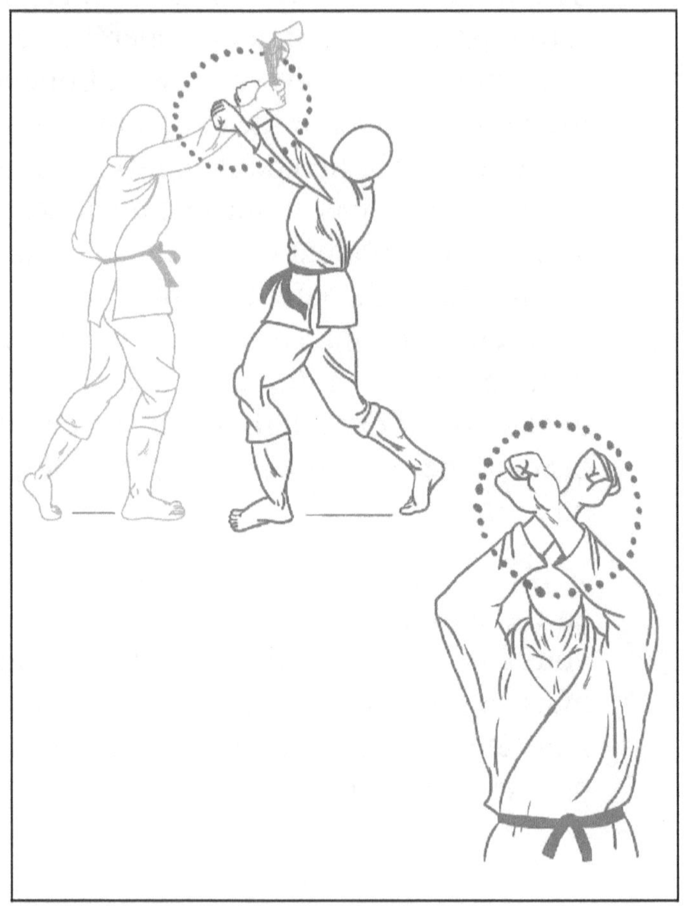

Le moyen idéal pour arrêter ce coup en formant une croix avec vos bras au-dessus de votre tête, en tenant vos poings fermés.

Lors de l'arrêt du coup, l'avant-bras de l'adversaire est emprisonné dans la croix que la nôtre formera. Ce mouvement est apparemment facile à réaliser, mais il ne l'est pas en réalité puisqu'il nécessite une coordination musculaire exacte et une vision du lieu pour saisir exactement le coup avant qu'il n'atteigne sa destination; Lors de l'arrêt dudit coup, ouvrez immédiatement vos mains en saisissant fermement le bras armé, en cherchant à appliquer rapidement le compteur basé sur des coups de karaté, soit un coude, soit un coup avec le genou à l'endroit où se trouve le sexe, pour punir sévèrement l'attaquant en le forçant à lâcher le bras en abandonnant son attaque, ou en faisant un demi-tour complet avec sa jambe droite, de manière à lui tourner le dos, mais en gardant le bras armé fermement emprisonné.

A la fin de ce tour, le simple mouvement le fera tomber dans une poigne punitive, qui augmentera si nous augmentons notre pression contre son bras, le tournant de sorte que son coude pointe vers le haut et nous punissons vers le bas, pour provoquer la douleur au contraire. nécessaire pour qu'il lâche son arme et se rend.

En théorie, ce qui précède semble simple. Pour le rendre efficace, nous devons l'entraîner plusieurs fois, en suggérant qu'un pistolet jouet en plastique ou en caoutchouc soit utilisé pour son entraînement; lorsque leur apprentissage est terminé, nous pouvons utiliser un objet plus puissant; Si un vrai pistolet est utilisé, il faut veiller à bien vérifier qu'il est déchargé.

A l'entraînement j'exige toujours beaucoup de prudence pour éviter les blessures inutiles, car ce qui est recherché est un entraînement blanc, sportif et sain, tendant à faire du lecteur un expert en self-défense.

Par conséquent, une fois de plus, je recommande que les pratiques soient menées intelligemment, avec la prudence requise.

Défense contre une feinte de front, avec un pistolet

Nous allons maintenant étudier comment se sortir d'une menace armée, qui est illustrée dans le graphique, ainsi que comment s'en sortir. Eh bien, à supposer que nous soyons menacés, comme c'est classique avec les mains levées, l'essentiel est de garder le sang froid, le calme, les nerfs contrôlés, nos yeux attentifs, en regardant ceux du contraire, en essayant de deviner leurs possibles erreurs.

Le compteur consiste à abaisser les bras comme un éclair, à saisir la main armée avec notre main gauche, à détourner le canon du pistolet de la cible que présente notre corps; Avec la main droite, nous donnerons une forte claque sur le canon de celui-ci, en le fixant fermement, en attaquant la partie faible de la main qui dans ce cas est représentée par son pouce; Le mouvement prendra le canon de l'arme fixé, d'abord vers le côté droit, attaquant le pouce, puis avec force, vers le bas, en tenant compte du fait qu'avec la main droite nous aurons fermement fixé son poignet et nous le souleverons vers le haut, de sorte que appliquez une force sur le côté opposé de la main droite, avec cela nous pourrons le désarmer facilement.

Il contre-attaque alors avec un coude, s'il est près de nous, s'il ne l'est pas, nous le frapperons à la tête avec le manche de son pistolet; Ce casting semble simple, son nerf est dans la rapidité avec laquelle nous saisissons sa main droite avec notre gauche, détournant le but et l'habileté et la force avec lesquelles nous attaquons le canon avec la main droite, qui est la plus habile.

Maintenant, après la théorie précédente, passons à la pratique, ce qui devrait être fait avec un pistolet jouet qui sera déclenché afin que l'élève puisse se demander si ses mouvements étaient assez rapides pour éviter un résultat contre lui.

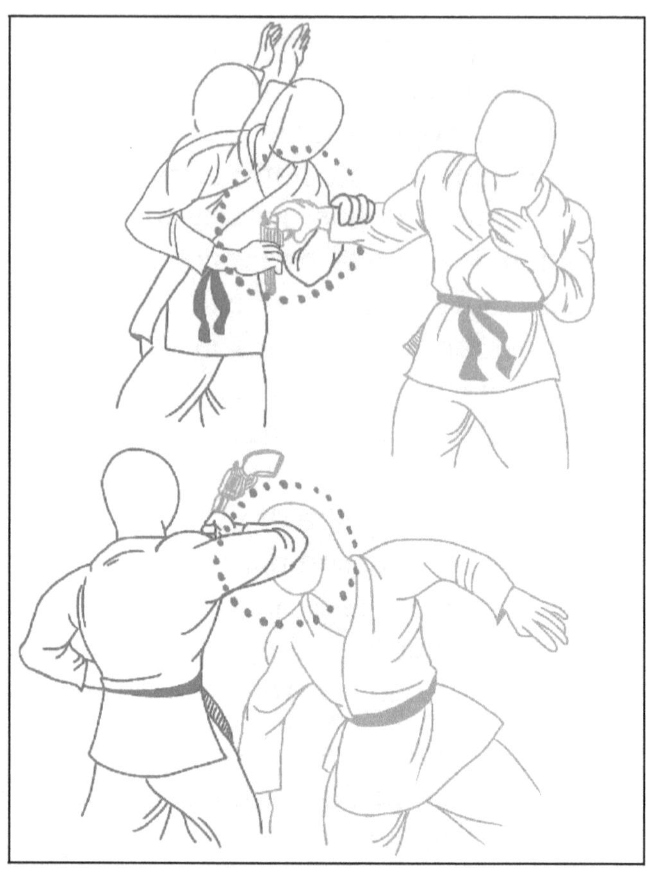

Passez avec votre partenaire d'attaquant à attaquant, afin d'animer un peu l'entraînement et de ne pas changer de chapitre tant que vous n'avez pas pleinement appris ce moyen intéressant de défense personnelle.

Si vous utilisez un vrai pistolet dans votre pratique, je vous suggère de vérifier attentivement avant de le décharger.

Défense contre une feinte par derrière, avec un pistolet

Poursuivant notre apprentissage de l'autodéfense, nous continuerons à étudier le graphique, dans lequel une attaque au pistolet est illustrée dans laquelle nous sommes les mains levées, comme c'est classique, pointées vers l'arrière.

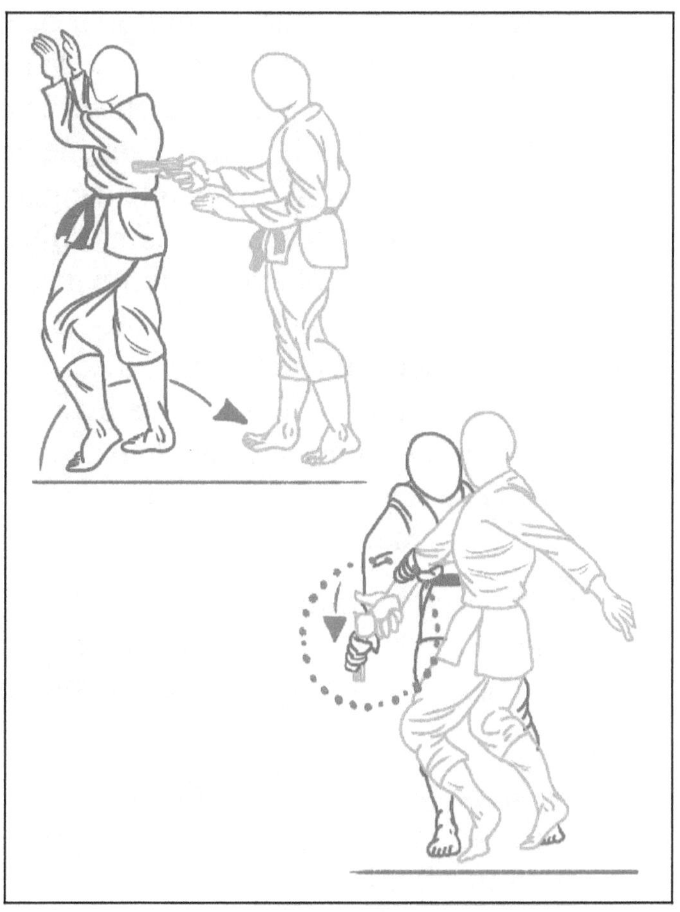

Le moyen de sortir de ce bourbier est le suivant:
Localisez au toucher la hauteur où se trouve
l'arme qui vous menace, c'est-à-dire sentez où
elle se trouve, dans quelle partie de votre corps.

Comme dans tous les cas, je recommande le
contrôle de vos nerfs, de votre vitesse, de votre
décision et de votre agilité.

Faites un virage très rapide comme indiqué sur
le graphique, faites demi-tour pour qu'avec ce
virage vous retiriez votre corps de la cible qu'il
présentait; attaquer immédiatement le bras armé
en l'emprisonnant de la main gauche au poignet;
dans une position, il dirigera le danger de l'arme
de l'autre côté; Avec votre main droite, cachez le
canon du pistolet et avec le fermement fixé,
effectuez deux mouvements forts et définitifs, un
vers le pouce, en l'attaquant, puisque cette partie
représente la partie faible de la main; ensuite
avec une forte poussée vers le bas, désarmant
ainsi l'attaquant; immédiatement la situation est
entre leurs mains.

Procédez à des punitions sévères avec des coups
de karaté avec vos coudes ou avec le manche du
pistolet qui sera désormais dans votre main
droite.

Le développement du casting précédent est
nécessaire pour le mettre en pratique sur le tapis
d'entraînement, afin de l'assimiler, le
comprendre et trouver où se trouve son toucher
exact.

Pour votre formation, je vous recommande d'utiliser un pistolet jouet, chargé de bouchons, que le partenaire déclenchera pour que le lecteur sache s'il a pu sortir de l'attaque en temps opportun ou si le résultat a été négatif.

De même, un pistolet à eau est utilisé pour visualiser un chemin.

Comme la formation permet tout, nous pouvons progressivement voir si nous progressons ou non dans nos connaissances; Les premières fois la pratique se fera au ralenti, marquant soigneusement les mouvements, cherchant plus que l'aspect sportif, pour coordonner parfaitement le compteur idéal.

Dans les entraînements ultérieurs, ayant bien appris les virages et les emplacements de grip, nous chercherons à obtenir vitesse et efficacité.

Avant de passer à un autre chapitre, convainquez-vous si vous maîtrisez parfaitement cet ensemble; si c'est le cas, nous pouvons passer à autre chose; sinon, nous pratiquerons de manière exhaustive autant de fois que nécessaire, jusqu'à atteindre la perfection. Tenez compte du fait que votre vie sera impliquée si jamais vous vous trouvez dans cette situation, sans avoir le contrôle du compteur dont nous traitons dans ce chapitre.

Défense contre les coups de pied en utilisant le slash

Nous allons maintenant étudier comment utiliser la barre oblique pour neutraliser un coup de pied. Pour ce faire, nous allons observer le graphique, dans lequel la manière d'attaquer en défendant est illustrée.

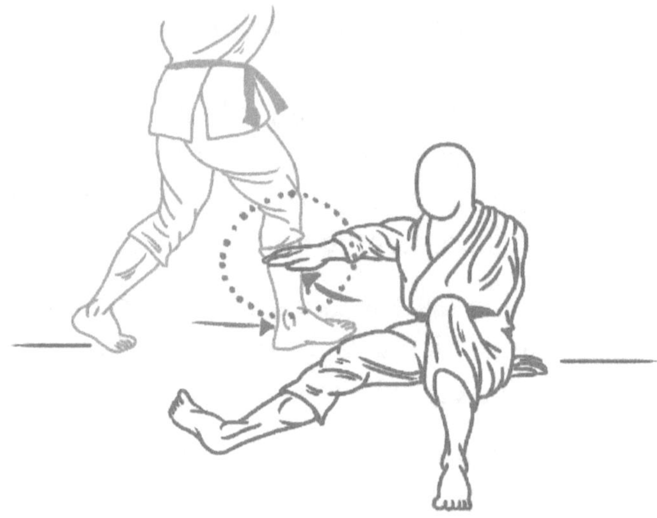

Observez le lecteur l'endroit où une coupure énergique est appliquée, ce qui, en même temps que pour l'impact du coup de pied, fait très mal, puisque notre cible est le tibia de l'adversaire, un endroit extrêmement vulnérable et douloureux.

Dans le chapitre sur l'étude de la coupe, je présente en détail comment durcir les mains, en les préparant à frapper avec le tranchant des mêmes coups lourds. A cette occasion, nous avons la possibilité de mettre en pratique les connaissances apprises sous un angle complètement différent de celui connu, mais non moins intéressant à maîtriser, c'est pourquoi nous pratiquons autant de fois que nécessaire pour obtenir une coupe forte et dévastatrice, qui lorsqu'elle est appliquée paie deux dividendes simultanément, se défendre et blesser.

Ma recommandation, comme dans tous les cas, est de pratiquer autant que nécessaire jusqu'à son assimilation complète, en prenant soin d'exécuter bien votre coup de barre oblique, en frappant exactement avec la main, pas avec les doigts, car cela risquerait de les blesser, puisque Celles-ci sont faibles par rapport au tibia de la jambe de l'attaquant, mais si sa main est bien endurcie et sa coupe parfaitement apprise, le risque dont je parle sera négligeable.

Profitons de ce chapitre pour insister une fois de plus sur l'entraînement consciencieux de la fosse, qui doit maintenant faire exécuter parfaitement le lecteur; Sinon, revenez en arrière et entraînez-vous au besoin pour maîtriser pleinement la ressource en question.

Défense contre une attaque par deux individus

Les attaques de criminels qui utilisent la clé de lutte dite «Chine» pour leurs méfaits ont été publiées tant de fois dans les journaux que je n'ai pas résisté à la tentation de présenter aux lecteurs de ce modeste traité, la forme de défense à ce type d'agression immorale, dans laquelle l'un des criminels divertit la future victime de l'avant, tandis que l'autre voyou se tient tranquillement derrière lui et attaque avec la clé susmentionnée à la gorge, une clé qui dans la plupart des cas mène à la mort.

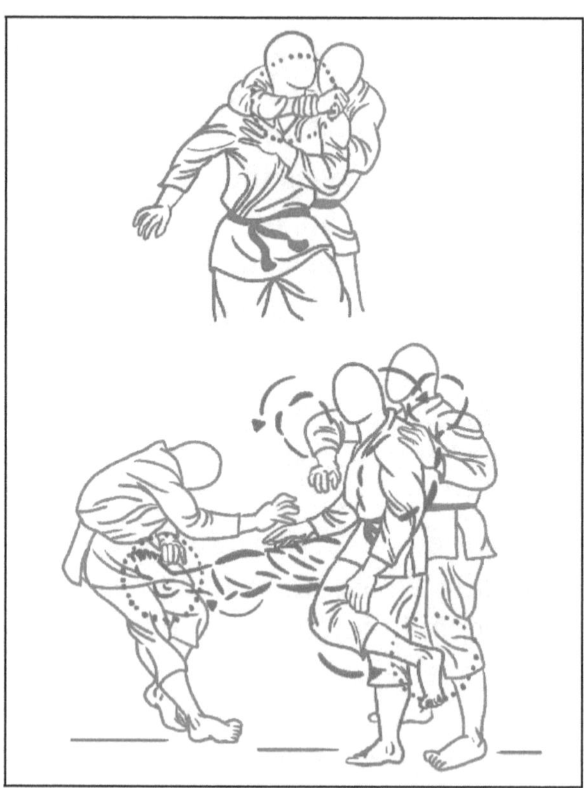

Eh bien, le moyen de se sortir plus ou moins bien d'une situation comme celle mentionnée est d'utiliser intelligemment vos connaissances en karaté, de la manière suivante (voir graphique suivant): Tout d'abord, vous frappez impitoyablement les testicules du voleur devant vous avec votre jambe. en utilisant de préférence le talon du pied; si le coup est porté avec le but précis que mes lecteurs auront ou devraient avoir maintenant, le résultat sera que le premier abandonnera immédiatement le combat.

Passez ensuite à donner la contre-clé, en mettant vos mains à l'intérieur du nœud qui forme le bras de l'attaquant, en poussant avec leurs paumes vers l'avant et sur les côtés, avec toute la force possible, pour desserrer la cravate dangereuse. Il attaque votre pomme ou la pomme d'Adam.

Afin de le protéger, tournez brusquement votre cou vers la gauche, afin de le mettre hors de danger, frappez le visage de l'attaquant avec votre crâne et avancez toujours pour déséquilibrer l'adversaire; Lorsque vous parvenez à desserrer le nœud qui se referme contre votre gorge, utilisez un autre appareil de karaté qui doit frapper le tibia ou le genou de l'adversaire avec le talon, le punissant avec force; Ce coup doit être fort, surprenant, pour déséquilibrer l'ennemi, en utilisant comme d'habitude dans un katarista, les fractions de secondes que nous donne la surprise de coups imprévus, inconnus, pour finir de nous libérer de la menace à notre gorge et appliquer un coude impitoyable contre le visage de l'ancien agresseur, qui dès cette seconde sera à notre merci et à notre entière disposition.

Je recommande de pratiquer ce casting à un degré superlatif, ce qui peut être très utile dans la vie de tous les jours, à condition qu'il soit bien maîtrisé; Pour cela, une pratique exhaustive sur le matelas sera le fil conducteur à suivre. Entraînez-vous avec votre partenaire d'entraînement, d'abord au ralenti, puis uniquement en composant le numéro et enfin faites vos entraînements les plus difficiles avec l'idée d'obtenir le blanc nécessaire, mais toujours sans manquer de prudence.

Premiers secours

Dans tous les sports, des mésaventures ont tendance à se produire de temps en temps, le nôtre ne peut en aucun cas être l'exception, car dans ce sport sont exécutés certains coups durs, émanant de sa propre impolitesse, cependant, la prudence prudente avec laquelle je demande d'être porté. pour effectuer leurs pratiques; mais ces accidents ne comportent pas de danger grave chez les individus forts, avec une bonne préparation physique.

Par conséquent, dans ce chapitre, nous étudierons quelles peuvent être ces éventualités et comment administrer les premiers soins pendant l'arrivée du médecin.

Même ainsi, il est également conseillé d'avoir le traité "La philosophie de la santé du dragon"

Les accidents les plus courants sont:

Saignements de nez. Ce problème est très courant chez les candidats, car il est conseillé dans de tels cas d'appliquer des compresses froides à la base du nez, du front et du cou, en plus de donner une touche avec un coton imbibé d'adrénaline (anesthésique) sur la partie affectée.

KO pour un coup à la tête. Lorsque cela se produit, donnez à la victime la respiration artificielle, inhalez des sels aromatiques ou de l'ammoniaque; abritez-le au mieux et mettez-le au repos. Lorsque le demandeur est en bonne condition physique, ce qui précède n'a aucune conséquence; Mais, de toute façon, vous devriez vous reposer pendant une semaine, en vous abstenant de l'entraînement intensif, et il est conseillé de le faire vérifier par un médecin.

Fracture de l'os. La chose appropriée dans ces cas est l'immobilité absolue de la partie affectée, mettant la personne blessée à l'aise, au chaud dans un repos parfait, s'il est possible d'appliquer de la boue, de la boue, du sable ou de l'argile thermique dans la zone touchée et appeler immédiatement un médecin ou le parents pour leur transfert en toute sécurité.

Couper au visage. Ces accidents gênants ont tendance à se produire très souvent lorsqu'une tête est frappée contre une autre, produisant des coupures gênantes et volumineuses; dans ce cas, il est conseillé de frotter les plaies avec un coton imbibé d'adrénaline et d'appliquer une couche épaisse de boue thermique, ou de vaseline solide pure, mélangée à de la poudre chirurgicale de sulfathiazole ou du collodion élastique; si le cas le justifie, allez chez le médecin pour mettre les points de suture nécessaires.

Yeux violets. Cet accident est le plus courant et le plus simple; Il est recommandé d'appliquer des compresses d'eau froide et de boue thermale afin de faire disparaître l'ecchymose.

Luxations. Ce problème est extrêmement ennuyeux, surtout lorsqu'il y a des déchirures musculaires ou tendineuses; bien sûr, c'est rare chez les athlètes avec une bonne préparation, mais à la fin un accident, qui devient incontrôlable et se produit généralement; Lorsque cela se produit, mettez la personne blessée au repos, vendez doucement la partie affectée avec un bandage élastique et voyez qu'un expert dans ces tâches intervient; n'essayez pas de masser si vous ne savez pas exactement quoi faire. La personne blessée doit se reposer suffisamment longtemps avant une nouvelle séance d'entraînement.

KO pour frapper à la basse. Cela se produit avec une certaine fréquence, mais ce n'est pas dangereux plus tard; Il est recommandé de donner la respiration artificielle au blessé, d'appliquer de l'oxygène si vous en avez sous la main, de bien l'envelopper et de le laisser se reposer, la nature s'occupe du reste.

Ma recommandation est de ne sous-estimer aucun de ces problèmes, ni de lui donner plus d'accent que nécessaire.

Les éventualités énumérées peuvent être évitées avec une bonne prudence. La forte condition physique obtenue en effectuant plus de recommandations, en s'entraînant et en préparant d'abord avec les exercices présentés dans les chapitres correspondants, évite les accidents ennuyeux dans un pourcentage élevé du temps, car votre corps sera fort et résistant. Mais bien sûr, il ne faut pas confondre le machisme avec ce que la prudence conseille.

Ce travail a été achevé le 2 septembre 2020 à Mexico, en cours de publication par le même auteur sous sa propre marque d'édition «Zone Black».

Plus de l'auteur:

1. La philosophie de santé du Dragon

2. Modes de vie (manuel de dessin)

3. La méthode de combat de Leonardo Gudiño

4. Le tao du dessin

5. Le grand Terre-Neuve

6. L'art de la guerre dévoilé

7. Ligne dynamique (manuel de dessin)

8. Multiverse d'autres réalités

9. Zone 51

10. Attitude dans les dessins

9 798686 098770